Hans-Dieter Rosenbaum

Zwischen allen Stühlen –
Der Weg eines Sonntagskindes

Autobiografie eines Apothekers

Hans-Dieter Rosenbaum

Zwischen allen Stühlen

Der Weg eines Sonntagskindes

Autobiografie eines Apothekers

Rediroma-Verlag

Bibliografische Information der Deutschen Nationalbibliothek:
Die Deutsche Nationalbibliothek verzeichnet diese Publikation in der Deutschen Nationalbibliografie; detaillierte bibliografische Daten sind im Internet über http://portal.dnb.de abrufbar.

ISBN 978-3-98527-999-9

Umschlagillustration:
Moonana (shutterstock.com)

www.rediroma-verlag.de
12,95 Euro (D)

Ich widme meine Autobiografie allen Menschen, denen ich begegnet bin und die mir das Gefühl gaben, erwünschter Teil der Gemeinschaft zu sein. Über einige werde ich berichten.

Inhaltsverzeichnis

Vorbemerkung

„Hier sitze ich, um mit 67 Jahren so etwas wie den eigenen Nekrolog zu schreiben."

Mit diesen Worten beginnt Albert Einstein (1879-1955) im Jahre 1946 seine Skizze „Autobiografisches". In der Tat verfasst jeder, der eine Autobiografie schreibt, seinen eigenen Nekrolog, also Nachruf. Es gilt, sein Leben Revue passieren zu lassen und etwas für die Nachwelt zu erschaffen, also quasi im dialektischen Sinne „aufzuheben". Wenigstens für die Angehörigen und vielleicht sogar für die Menschheit.

Es klingt reichlich vermessen, zu glauben, man könne oder müsse der Menschheit etwas mit auf den Weg geben. Die macht doch, was sie will. Dies hat mich lange zögern lassen, mein Leben aufzuschreiben. Ist es so interessant verlaufen, wie ich glaube?

Nun, es ist zunächst eine Apothekerautobiografie und davon gibt es auf dem deutschen Büchermarkt gar nicht so viele. Dies mag also als Berechtigung zunächst einmal gelten.

Jeder begegnet dem Apothekerberuf, wenn man eine Apotheke betritt. Aber nur wenige wissen, was dieser Beruf beinhaltet, was es bedeutet, ihn tagtäglich mit allen seinen Mühen, aber auch Freuden auszuüben.

Zugegebenermaßen genießt der Apothekerberuf in Teilen der Bevölkerung ein schwieriges Image, versinnbildlicht durch die sprichwörtlichen „Apothekerpreise“, die gefühlt immer zu hoch sind. Und obendrein ist der Apotheker natürlich den ganzen Tag gemeinsam mit dem Arzt und dem Bürgermeister auf dem Golfplatz, während das Apothekenteam damit beschäftigt ist, den Laden am Laufen zu halten.

Meine knapp 47-jährige aktive pharmazeutische Laufbahn führte mich nach Mecklenburg-Vorpommern, Berlin, Brandenburg, Sachsen, Sachsen-Anhalt, Niedersachsen, Hessen und Baden-Württemberg. Nirgends ist mir ein Kollege oder eine Kollegin begegnet, auf den oder die diese vom Neid zerfressene Charakterisierung zutrifft. Schon wegen der gesetzlich vorgeschrieben Präsenzpflicht haben alle in ihrer Apotheke an vorderster Front gestanden und sich für die Interessen der Patienten und Kunden eingesetzt. Manch einer bezahlte dies mit einem hohen persönlichen Preis.

Auch wenn die erste Apotheke bereits um 800 in Bagdad bestand, gibt es den Beruf des Apothekers in seiner Eigenständigkeit erst seit dem Jahre 1231; vorher war er mit dem des Arztes vergesellschaftet. Aus dieser ehemaligen Vergesellschaftung heraus resultiert auch heute noch manches Problem in der Zusammenarbeit beider Heilberufe. Wohlgemerkt: Der Apotheker ist Heilberufler, aber nicht

Heilkundler, weil er die Heilkunde (also die Medizin) nicht studiert hat. In dieser Tatsache steckt ein wahres Pulverfass, wenn es um das Ringen von Arzt und Apotheker um Kompetenzen im Interesse des gemeinsamen Patienten geht. Und manchmal droht dieses Fass einem im Alltag, um die Ohren zu fliegen.

Über all das berichten zu wollen, mag eine Autobiografie eines Apothekers rechtfertigen. Und ich möchte den Leser zu dieser gemeinsamen Reise einladen.

Meine Autobiografie besteht aus drei Teilen. Im ersten Teil wird es um meine persönliche Entwicklung gehen. Beginnend mit meiner Geburt bis hin zur eigenen Ehe und Familie.

Ein besonderes Kapitel beschäftigt sich mit meinen Eltern und Brüdern, weil es wirklich ein Kapitel für sich ist. Die darin dargestellten Fakten haben mein Leben und auch mein Wesen in besonderer Weise geprägt.

Der zweite Teil ist meinem Berufsweg gewidmet und auch chronologisch aufgebaut; von der Berufsausbildung nach der Schulzeit bis zu meiner Tätigkeit als Vertretungsapotheker. Deren Ende im September 2020 bildet auch den zeitlichen Abschluss meiner Autobiografie. Hier werde ich Einblicke geben in den Arbeitsalltag des Apothekers, bezogen auf die öffentliche Apotheke. Auf andere

Tätigkeitsfelder dieses Berufes werde ich nicht eingehen, da ich sie selbst nicht erlebt habe.

Der dritte Teil schließlich ist meiner Beschäftigung mit der Theoretischen Physik gewidmet. Dieses Gebiet hat mich seit den 70er-Jahren begleitet. Manchem Leser wird die Lektüre dieses Teiles einiges abverlangen, was aber in der Natur der Sache liegt. Jeder hat die Freiheit, selbst zu entscheiden, inwiefern er sich diesen Dingen widmen möchte.

Ich werde ausschließlich berichten, in welcher Weise ich mich mit ausgewählten Aspekten beschäftigt habe, ohne Bezug auf den mathematischen Apparat der Theoretischen Physik zu nehmen.

Ich möchte bereits an dieser Stelle (theoretische) Physiker darum bitten, mit mir nachsichtig umzugehen, wenn einiges im dritten Teil meiner Autobiografie allzu dilettantisch herüberkommt. Ich habe ihr Fach nie an einer Universität studiert, sondern mir alles als Autodidakt erarbeitet. Damit sind Lücken vorprogrammiert. Manches davon konnte ich mit Physikern diskutieren und bin dabei nie a priori auf Ablehnung gestoßen.

In einer Schlussbemerkung werde ich darlegen, was für mich beruflich das „Thema meines Lebens“ war und welche Ratschläge ich Menschen mit auf den Weg geben möchte, die sich mit dem Gedanken tragen, eventuell eine Karriere als Apotheker einzuschlagen.

Ich möchte den Leser um Verständnis bitten, dass ich mich dem üblich gewordenen Gendern nicht anschließe. Es mögen sich also alle gleichermaßen angesprochen fühlen. Eine wirkliche Gleichberechtigung der biologisch determinierten Geschlechter wird das Gendern ohnehin nie erreichen können. Offensichtlich gibt der Wertekanon des Kapitalismus an dieser Stelle so wenig her, dass es auch der sprachlichen Mühe nicht lohnt.

Selbstverständlich ist die vorliegende Autobiografie eine ostdeutsche mit einem hohen DDR-Anteil, denn ich habe in der DDR von 1956 bis 1990 gelebt und bin vom Alltag in ihr sozialisiert worden. Natürlich beschreibe ich die gesellschaftlichen Verhältnisse so, wie sie auf mich gewirkt haben. Ich bin mir dessen bewusst, dass diese auf andere Menschen auch anders wirkten, weshalb diese Mitmenschen auch zu anderen Einschätzungen gelangen mussten.

Es spricht für den pluralistischen Reichtum unserer Gesellschaft, dass man die Existenz eines anderen Standpunktes akzeptieren kann, ohne ihn selbst einnehmen zu müssen. Diese Erkenntnis hat mir das Zusammensein mit anderen oft erleichtert. Und es tat auch gar nicht weh.

Im Zuge der weitreichenden Umgestaltungen ab 1990 in den neuen Bundesländern kam es zu großzügigen Umbenennungen von Gebäuden und Institutionen, da bisherige Namen nicht mehr dem neuen politischen Zeitgeist entsprachen. Demgegenüber werde ich die Namen verwenden, die galten, als ich mich in diesen Einrichtungen aufhielt. Auf Umbenennungen habe ich im Interesse der Historizität einer (Auto-)Biografie verzichtet.

Personen, die mir in meinem Leben begegnet sind, werde ich stets mit ihrem Vor- oder Kosenamen nennen. Gott sei Dank bin ich keinem Vornamen zweimal begegnet, sodass jede Verwechslung ausgeschlossen ist. Erwachsene, die nicht zur Familie oder Verwandtschaft gehören, spreche ich mit dem abgekürzten Familiennamen an. Historische Persönlichkeiten erscheinen mit ihrem Vor- und Familiennamen unter Nennung der Lebensdaten. Auf Personen, die mir nach dem September 2020 begegneten oder zu denen ich nach diesem Zeitpunkt Kontakt aufgenommen habe, werde ich nicht eingehen.

So, jetzt ist es aber genug der Vorrede und nun geht endlich los.

Teil 1: Persönliches

Kapitel 1: Geburt und frühe Jahre

Niemand erinnert sich an das wohl wichtigste Ereignis im Leben, die eigene Geburt, mit der alles begann. Und doch ist es der größte Kraftakt, den jeder in seinem Leben bewältigen muss. Die Abnabelung von der Mutter, das Durchtrennen der Nabelschnur ist der Moment, wo es sich zeigt, ob man überhaupt in der Lage ist, selbstständig durch das Leben zu gehen. Letztlich sagt aber so eine Geburt noch nichts darüber aus, was der Neuankömmling aus seinem Leben möglichst in eigener Verantwortung machen wird.

Der Legende nach soll der Physiker Isaac Newton (1643-1727) bei seiner Geburt so winzig gewesen sein, dass er bequem in ein Weinglas passte und selbst Johann Wolfgang von Goethe (1749-1832) war bei seiner Geburt auch mehr tot als lebendig. Beide haben es nach einem wenig hoffnungsvollen Start ins Leben immerhin auf über 80 Lebensjahre gebracht und dies bei kräftiger Statur und ausreichender Gesundheit.

Wir alle sind, was dieses Ereignis angeht, auf die Erzählungen unserer Eltern und sonstiger Angehöriger angewiesen. Erst mit ca. vier Jahren haben wir unsere ersten Angelegenheiten so weit „geregelt“, dass ein bewusstes Leben beginnen kann. Bis dahin reichen fortan auch unsere Erinnerungen zurück; freilich immer lückenhafter, je weiter man zurückblickt. So weit die frühkindliche Psychologie.

Wenn ich nun also darüber nachdenke, was man mir später über den Beginn meines Lebens berichtet hat, muss ich sehr unentschlossen gewesen sein, ob ich dieses Leben eigentlich antreten wollte, als ich an jenem 5. August 1956 mit einer angeborenen Bronchitis im Krankenhaus in Lauchhammer-Ost auf diese Welt gekommen bin.

Ich ließ mir auch alle Zeit der Welt und so war es bei meinem Erscheinen bereits 21.30 Uhr geworden. Ich muss wohl bereits im Mutterleib geahnt haben, was mich in diesem Leben erwartet, und hatte es schon deshalb nicht sonderlich eilig mit dem Eintritt ins eigene Leben; der gerade erwähnten frühkindlichen Psychologie zum Trotz.

Mit der Bronchitis war ich bis zu meinem siebten Lebensjahr Dauerpatient. Eine gewisse Beeinträchtigung der Atemfunktion sollte mir aber ein Leben lang erhalten bleiben.

Ich bin zwar ein „Sonntagskind“, aber so sonntäglich sollte mein Leben doch nicht verlaufen. Aber ich möchte dem nicht vorgreifen.

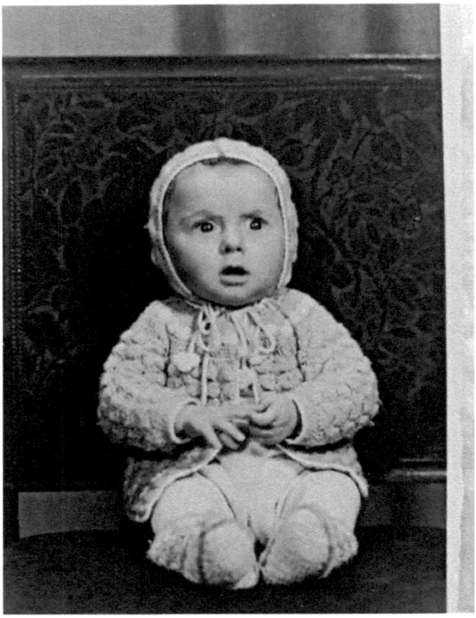

Abbildung 1: Im ersten Lebensjahr

Bevor es mit mir weitergeht, möchte ich die Aufmerksamkeit des Lesers auf meine Heimatstadt lenken und ihm zeigen, in welche Welt ich eigentlich hineingeboren bin. Es wird dabei recht nüchtern und faktenbasiert zugehen. Natürlich ist das, worüber ich wie berichte, sehr subjektiv. Jeder empfindet sein „woher" anders und reflektiert darüber sehr individuell. Man möge es mir also verzeihen, wenn ich allzu streng und an dieser Stelle vielleicht recht abwertend mit meiner Heimatstadt umgehe. Ich werde im Laufe meiner weiteren Erzählung immer wieder auf den Ort meiner Herkunft zu sprechen kommen.

Die Stadt Lauchhammer, wie wir sie heute kennen, existiert erst seit 1950. Im Jahre 1950 gab es in der DDR eine Gebietsreform, bei der die Länder Mecklenburg-Vorpommern, Brandenburg, Sachsen, Sachsen-Anhalt und Thüringen abgeschafft und in 14 Bezirke umgewandelt wurden. Der 15. Bezirk (Ost-Berlin) galt ja bereits seit 1949 als „Hauptstadt der DDR".

Lauchhammer, vormals im südlichen Brandenburg an der Grenze zu Sachsen gelegen, befand sich fortan im Bezirk Cottbus. Jeder Bezirk war in Kreise unterteilt und Lauchhammer lag im Kreis Senftenberg, südlich begrenzt durch den neu entstandenen Bezirk Dresden. Die Städte Cottbus und Senftenberg erhielten ihren Status als Bezirks- und Kreisstadt.

Lauchhammer selbst entstand aus der Zusammenlegung von vormals fünf selbstständigen Gemeinden: Lauchhammer und Naundorf (Ortsteil Ost), Bockwitz (Ortsteil Mitte), Mückenberg (Ortsteil West) und Dolsthaida (Ortsteil Süd). In den 70er-Jahren kam noch Kleinleipisch als Ortsteil Nord hinzu und nach 1990 wurden die Nachbarorte Grünewalde und Kostebrau eingemeindet. Bereits zu DDR-Zeiten war Lauchhammer die flächenmäßig größte Stadt im Kreis Senftenberg. Sie liegt heute im Landkreis Oberspreewald-Lausitz.

Im Jahre 1953 erhielt Lauchhammer das Stadtrecht.

Bis zum politischen Umbruch in der ehemaligen DDR, Ende der 80er-Jahre des vergangenen Jahrhunderts, waren der Schwermaschinenbau und die Braunkohleveredelung wirtschaftliche Schwerpunkte in Lauchhammer. So entstand hier in den 50er-Jahren die erste BHT-Kokerei der Welt (BHT= Braunkohlen-Hochtemperatur-Koks).

Leider verschwand nach 1990 vieles, was das Stadtbild jahrzehntelang geprägt hat. Schwerpunktindustrie wurde total „abgewickelt“ oder zumindest deutlich reduziert. Dies blieb nicht ohne soziale Konsequenzen, die sich auch im Umschlagen der politischen Stimmung in der Bevölkerung zeigten. Für einige Zeit gewannen zunehmend Kräfte an Einfluss, die man eigentlich zumindest in Ostdeutschland glaubte, nach dem Zweiten Weltkrieg überwunden zu haben.

Heute ist meine Heimatstadt, gelegen inmitten der seit den 70er-Jahren entstandenen sogenannten „Senftenberger Seenplatte“, ein Ort, der grundlegend reorganisiert wurde und zu neuer Identität gefunden hat.

Und dennoch: Wenn ich heute mit meinen Kindheitserinnerungen im Kopf und vor den Augen durch meine Heimatstadt fahre, ist sie mir fremd geworden. Mit der Einberufung zum Wehrdienst im Mai 1975 und der damit verbundenen Herauslösung aus dem Elternhaus habe ich Lauchhammer verlassen und bin eigentlich nie wieder richtig nach dorthin zurückgekehrt.

Bis 1975 war Lauchhammer aber der Mittelpunkt meines Lebens, worüber ich jetzt weiter berichten möchte.

Leider kann ich mich nicht mehr daran erinnern, ob ich eine Kinderkrippe besuchte, was bis zum dritten Lebensjahr möglich gewesen wäre. Aber in einem Kindergarten war ich, denn meine Eltern waren beide berufstätig. Den Kindergarten besuchte man nach dem dritten Geburtstag bis zur Einschulung.

War man nicht im Kindergarten, so besuchte man im Jahr vor der Einschulung eine Vorschule. Dadurch war garantiert, dass alle Kinder zum Zeitpunkt der Einschulung, als man also voller Stolz „Abc-Schütze“ war, in etwa das gleiche Ausgangsniveau hatten.

Obwohl meine Eltern keine aktiven Kirchgänger waren und insbesondere meine Mutter eine tiefe Abneigung gegenüber der Kirche hatte, landete ich in einem evangelischen Kindergarten. Es hätte auch die Möglichkeit bestanden, einen staatlichen Kindergarten zu besuchen, aber bei mir war es eben ein evangelischer in der Trägerschaft der Kirche. Ich habe leider nie erfahren, warum das so war.

Vielleicht war das aber auch dem Einfluss meiner Großeltern zu verdanken, die mit Sicherheit festlegten, dass bei mir z.B. auch die Taufe durchzuführen war. Meine Großeltern haben sich ohnehin allzu oft in die Eheangelegenheiten meiner Eltern eingemischt. Mit fatalen Folgen, worüber noch zu berichten sein wird.

Der Kindergarten selbst war wohl eher so eine Art „Aufbewahrungseinrichtung“, wo wir Kinder uns dennoch gut aufgehoben fühlten, während unsere Eltern ihrem Tagewerk nachgingen. Der Tagesablauf war streng durchorganisiert, ließ uns aber dennoch genügend Spielraum, um Kind sein zu dürfen. Vor den Mahlzeiten war immer ein Gebet an der Tagesordnung, aber ansonsten wurde kirchliches Gedankengut nicht vordergründig an uns Kinder herangetragen. Wir wurden, entgegen anderslautender Meinungen, ideologisch nicht deformiert.

Parallel zu den Vorschulen bekam auch der Kindergarten im Jahr vor der Einschulung mehr und mehr Vorschulcharakter. In der sog. „großen Gruppe“ wurden uns erste Kenntnisse der Elementarmathematik vermittelt. Als ich eingeschult wurde, kannte ich mich im Zahlenraum der natürlichen Zahlen bis 100 recht gut aus und konnte auch schon ein wenig addieren. Die anderen Grundrechenarten hat man uns nicht vermittelt. Auch das Lesen und Schreiben hat man dann doch eher der Schule überlassen und von Fremdsprachen konnte in den 60er-Jahren auf dieser Stufe der kindlichen Entwicklung ohnehin noch keine Rede sein. Es gab auch niemanden im Kindergarten mit Migrationshintergrund; auch später in der Schule nicht.

So verlebte ich außerhalb meines Elternhauses eine relativ behütet-sorglose Kindheit, die mir auch erste intellektuelle Eindrücke verschaffte und mich so auf den sog. „Ernst des Lebens“, also die Schulzeit, vorbereitete.

Bevor ich aber über diesen so unvergleichlich bedeutungsvollen Lebensabschnitt berichte, möchte ich erst etwas über meine Eltern und Geschwister sagen. Dies war neben meiner Heimatstadt die zweite Welt, in die ich hineingeboren wurde und die mich besonders nachhaltig prägen sollte.

Kapitel 2: Mein Elternhaus

Mein Elternhaus hat mich in besonderer und sehr nachdrücklicher Weise für mein ganzes Leben geprägt, im positiven wie negativen Sinne. Manche spätere Verhaltensweise im Umgang mit meinen Mitmenschen und der mich umgebenden Welt findet in der Einflussnahme des Elternhauses ihre Erklärung und gelegentlich ihre Rechtfertigung und Entschuldigung. Es war schließlich Teil der Welt, in die ich hineingeboren wurde, und diese Welt kann man sich bekanntlich nicht aussuchen.

Meine Eltern, Wolfgang Rosenbaum (18.12.1933-02.10.1969) und Elisabeth Rosenbaum, geborene Wilde (23.12.1933-18.05.1999) haben am 19.05.1956 den Bund der Ehe geschlossen, womit eine „Sandkastenliebe“ ihren Höhepunkt fand. Knapp drei Monate später wurde ich geboren.

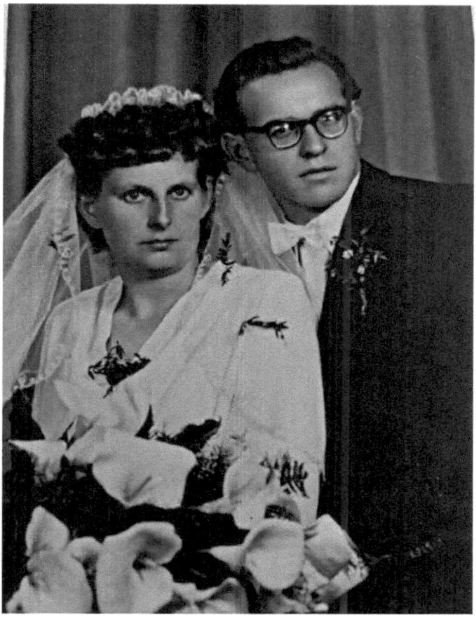

Abbildung 2: Hochzeit meiner Eltern, 19.05.1956

Sicherlich gab es in den 50er-Jahren viele alleinerziehende Mütter, denn eine große Zahl von Männern und Vätern waren im Krieg geblieben, der zum Zeitpunkt der Heirat meiner Eltern ja erst elf Jahre zurücklag. Ich vermute aber, dass meine Eltern durch meine Großeltern zur Ehe gedrängt wurden, denn meine Mutter erwartete schließlich ein Kind, welches nicht ohne Mutter und Vater aufwachsen sollte. Für meine Großeltern bildeten Mutter, Vater und Kind eine untrennbare Einheit.

Überhaupt ging der Einfluss meiner Großeltern auf die Gestaltung der Ehe meiner Eltern deutlich über die normale Hilfestellung hinaus, die man üblicherweise seinen Kindern zukommen lässt. Ich kann mich deutlich daran erinnern, dass die Akzeptanz des jeweiligen Partners des eigenen Kindes bei meinen Großeltern nicht sehr deutlich ausgeprägt war. Hinzu kam, dass meine Eltern nie füreinander Partei gegenüber ihren eigenen Eltern ergriffen haben.

Jedenfalls kam es so, wie es kommen musste: Die Ehe meiner Eltern wurde im Frühjahr 1967, also im elften Jahr ihres Bestandes, geschieden. Und alles sollten ich und meine beiden Brüder hautnah miterleben.

Ein besonders schlimmer Zwischenfall in der Ehe meiner Eltern ereignete sich am 14.01.1967, einem Samstag, der sich ganz besonders fest in mein Gedächtnis eingebrannt hat und der für meine Mutter der letzte Anlass war, die Scheidung einzureichen. Wegen einer Lappalie (Zigarettenasche drohte herunterzufallen und meine Mutter war nicht gewillt, diese dann zu beseitigen) hat mein Vater seine Frau vor den Augen der Kinder massiv verprügelt und gedemütigt, sodass meine Mutter mit Hämatomen übersäht war.

Später sagte mir meine Mutter, sie habe eine glückliche Ehe gehabt. Ich habe sie in diesem Glauben gelassen, denn zweifellos gab es in ihrer Ehe auch glückliche Momente, an die sie sich erinnerte. Ich hatte kein Recht, meiner Mutter diese angenehmen Erinnerungen zu zerstören. Aber natürlich wurden wirklich glückliche Ehen niemals geschieden. Wo kämen wir damit auch hin?

Am 19.05.1981 hätten meine Eltern Silberhochzeit gehabt. Obwohl die Ehe meiner Eltern längst nicht mehr bestand und mein Vater knapp 2½ Jahre nach der Scheidung verstorben war, habe ich meiner Mutter zu diesem Jubiläum schriftlich gratuliert. Sie war davon sehr berührt und hat mir für diese Glückwünsche gedankt. Ich sei der Einzige gewesen, der daran überhaupt gedacht hätte. Ihre Mutter nicht und auch nicht ihre Geschwister. Von anderen hatte sie es wohl auch nicht erwartet.

Natürlich waren auch meine Eltern durch ihre Kindheit geprägt. Es war eine Zeit, die vor allem durch den Zweiten Weltkrieg gekennzeichnet war. Deren Eltern hatten also nicht wenig damit zu tun, ihre Kinder durch diese Zeit zu bringen. Meine Eltern wuchsen in einer Atmosphäre auf, die beispielsweise für Emotionen wenig Platz bot. Die Zeit war rau und hart und meine Eltern wurden dadurch auch zu Menschen geformt, die sehr rau und hart mit ihrer Umwelt, aber auch mit sich selbst umgehen konnten; leider auch in der Erziehung der eigenen Kinder, mir und meinen beiden Brüdern.

Mein Vater wurde von seinem Stiefvater sehr brutal behandelt, von Schlägen mit einer Eisenkette wurde berichtet. Zu mir war dieser Stiefvater immer lieb und nett. Ich habe an ihn nur positive

Erinnerungen. Oft bin ich morgens zu meinem Opa ins Bett gekrochen, damit er mir zum x-ten Male mein Lieblingsmärchen, jenes von den Bremer Stadtmusikanten, erzählen konnte, während die Oma in der Küche das Frühstück vorbereitete (wir hatten beide keine Lust, ihr dabei behilflich zu sein).

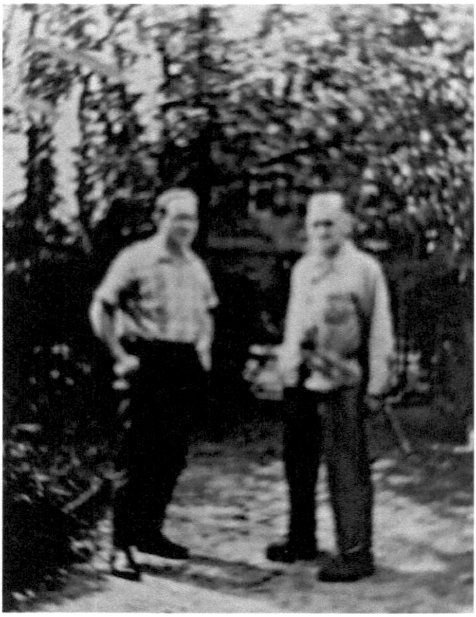

Abbildung 3:
Mein erstes selbst aufgenommenes Foto zeigt meinen Vater (li.) und dessen Stiefvater (re.) in Birkenwerder, 05.08.1966

Auch meine Mutter sammelte schon früh traumatische Erfahrungen. Sie musste als erstgeborenes

Kind mit ansehen, wie ihr Vater im April 1945, etwa drei Wochen vor Kriegsende, vor den Augen seiner Familie von polnischen Soldaten erschossen wurde, weil er keine Lebensmittel herausgeben wollte. Daraus entwickelte sich bei ihr ein ungezügelter Hass gegenüber dem polnischen Volk. Es waren eben die „Polacken" mit einem sehr kurz gesprochenen Vokal nach dem „P".

Ich habe später das Grab meines Großvaters mütterlicherseits auf dem Friedhof in Lauchhammer-Süd gepflegt, bis es in den 70er-Jahren eingeebnet wurde. Die Schrift auf dem Grabstein war schon so vergilbt, dass ich seine Lebensdaten nicht mehr entziffern konnte. Nur dass er Otto hieß, habe ich noch erfahren. Mit Sicherheit hätte ich auch mit ihm viele unvergessene Erlebnisse gehabt, wie mit dem Stiefvater meines Vaters in Birkenwerder, einem Städtchen am nördlichen Rand von Berlin, wo ich bis zur Scheidung meiner Eltern jeden Sommer verbrachte.

Diese schrecklichen Ereignisse, die meine Eltern in ihrer Kindheit erlebten, machten sie zu depressiven Menschen. Aber nur mein Vater gestand sich seine Depression auch ein und begab sich in Behandlung. Meine Mutter hingegen leugnete diese Krankheit, was den Umgang mit ihr gelegentlich schwierig gestaltete. Bei aufkommenden Problemen wich sie sachlichen Gesprächen in der Regel aus. Sie wollte immer alles mit sich selbst ausmachen, beschwerte sich aber hinterher, dass ihr keiner helfen wolle. Sie wollte immer die starke Frau und Mutter sein und hat sich Schwächen, die jeder hat, einfach nicht eingestanden.

Im Zuge der Scheidung meiner Eltern wurde das alleinige Sorgerecht für mich und meine beiden Brüder unserer Mutter zugesprochen. Unser Vater trat vollständig aus unserem Leben, hatte aber wohl ein Besuchsrecht gegenüber seinen Söhnen. Im November 1967 bin ich meinem Vater das letzte Mal begegnet.

Zum Abschied schenkte mir mein Vater das Buch „Die Flusspiraten des Mississippi“ von Friedrich Gerstäcker (1816-1872). Ich besitze dieses Buch noch und habe auch mehrfach in meinem Leben mit seiner Lektüre begonnen, aber es hat mich nie gefangen genommen. Es ist nicht die Art Buch, die ich mag. Schade für ein Abschiedsgeschenk. Aber ich bewahre es mir als Andenken an meinen Vater.

Im Jahre 1968 erhielt ich eine Karte von meinem Vater, worauf er den Wunsch äußerte, seine Söhne sehen zu wollen. Nichts deutete darauf hin, dass er da bereits schwer erkrankt war und den Tod schon vor Augen hatte. Wutendbrand diktierte mir meine Mutter einen Brief mit dem ich diese Karte, diesen letzten Wunsch meines todkranken Vaters, zurückzuweisen hatte.

Im Sommer 1979 war ich gemeinsam mit meinem jüngsten Bruder bei den Großeltern in Birkenwerder zu Besuch. Bei dieser Gelegenheit ist mir die

Karte meines Vaters und mein wütender Antwortbrief darauf unter massiven Vorwürfen seitens der Oma vorgehalten worden, weshalb ich mit meinem Bruder nur noch die Flucht antreten konnte. Wir schlichen uns aus dem Haus und fuhren nach Hause. Unsere Großeltern haben wir nie wiedergesehen; Anfang der 80er-Jahre sind beide kurz hintereinander verstorben.

Mein Vater verstarb am 02.10.1969 gegen 16.30 Uhr im Klinikum Berlin-Buch an M. Hodgkin. Zweieinhalb Monate später wäre sein 36. Geburtstag gewesen. Ende der 60er-Jahre gab es für diese Krankheit, die heute eine günstigere Prognose hat, noch keine wirksame Therapie, sodass die Patienten nur palliativmedizinisch betreut werden konnten; freilich auch das nur auf dem Niveau der damaligen Zeit. Es muss ein qualvoller Tod für ihn gewesen sein, den man seinen ärgsten Feinden nicht wünscht.

Ich glaube, er hat diesen hohen Preis für seinen Lebenswandel bezahlt. Mein Vater war starker Raucher. Dreißig bis vierzig ungefilterte Zigaretten der Marken „Casino“ und „Karo“ waren seine Tagesnorm und die ganze Wohnung stank danach. Auch dem Alkohol sprach er zu, war aber kein Alkoholiker. Alkoholiker sind für mich Menschen, die schon vor dem Frühstück betrunken sind und nicht mehr wissen, wie es sich anfühlt, nüchtern zu sein. Bei meinem Vater war das nie der Fall.

Die Nachricht vom Tode meines Vaters brachte meine Großmutter mütterlicherseits von einem Besuch bei ihrer Schwester mit, worüber meine Mutter ein Leben lang verärgert war. Mein Vater war zu diesem Zeitpunkt schon längst beerdigt. Meine Mutter hätte es sich gewünscht, vom Tod ihres Ex-Mannes durch seine Eltern zu erfahren, damit ich und meine Brüder bei der Beisetzung unseres Vaters dabei sein können. Aber nix da. Nach dem erwähnten wütenden Brief an meinen Vater aus dem Jahre 1968 waren wir alle unerwünscht in Birkenwerder.

Ob und wie meine Mutter über den Tod ihres Ex-Mannes getrauert hat, ist mir nicht bekannt. Es war nie ein Gesprächsthema in der Familie.

Meine Mutter sollte ihren Ex-Mann um ca. 29 ½ Jahre überleben. Sie starb in den Abendstunden des 18.05.1999 im Niederlausitzer Klinikum in Senftenberg. Wenige Tage vorher war sie mit dem Fahrrad zum Friedhof in Lauchhammer-Süd gefahren, um das Grab ihrer 1984 verstorbenen Mutter zu pflegen. Kurz nach dem Verlassen des Friedhofes stürzte sie mit dem Fahrrad und zog sich einen Oberschenkelhalsbruch zu, der im Niederlausitzer Klinikum in Lauchhammer-Ost chirurgisch behandelt wurde. Zunächst sah alles nach einem positiven postoperativen Verlauf aus, bis sie am 17.05.1999 eine Lungenembolie bekam. Danach wurde sie in das Senftenberger Klinikum verlegt, wo die

Lungenembolie auch zunächst erfolgreich therapiert werden konnte. Leider erlitt sie am Folgetag einen Herzinfarkt und verstarb an dessen Folgen.

Viele Menschen, die in den 50er-Jahren geboren wurden, klagen über eine schwere Kindheit. Ich habe versucht, anhand meiner Eltern ein wenig die Ursachen hierfür aufzuzeigen. Auch ich hatte keine leichte Kindheit. Ich bin mehrmals von meinem Vater physisch schwer misshandelt worden. Allzu oft ging ich mit blauen Augen und Hämatomen im Gesicht zur Schule, erfuhr aber auch dort kein Verständnis vonseiten der Lehrer. Niemals wurde die Polizei benachrichtigt.

In meiner Verwandtschaft wurde es so hingestellt, dass ich eben ungezogen war und keine andere Behandlung verdient hätte. Nach dem Ableben meiner Mutter habe ich mit allen diesen Menschen gebrochen. Sie haben sich in meinen Augen der Kindesmisshandlung durch unterlassene Hilfeleistung mitschuldig gemacht und verdienten es fortan nicht mehr, dass ich mit ihnen noch Kontakt hielt.

Ich hatte in meiner Kindheit eine Phase, in der ich stuhlinkontinent war. Statt mit mir deshalb zum Arzt zu gehen, drohte mir meine Mutter mit dem Jugendwerkhof, jener mit Recht bis heute verrufenen Einrichtung, wenn das mit der Inkontinenz nicht bald aufhört.

Es hörte bald auf, aber nicht, weil meine Mutter das so wollte, sondern weil ich in der Schule durch meine Mitschüler jeden Halt und jede Unterstützung erfuhr. Dies gab mir psychische Stabilität.

Wie bitte schön sollte es mit meiner weiteren Entwicklung unter den Haftbedingungen in einem Jugendwerkhof weitergehen? Hätte mich das Jugendamt jemals dorthin eingewiesen? Ich glaube, dass ich eher in eine Pflegefamilie gekommen wäre, wenn das Jugendamt jemals von den Zuständen in meinem Elternhaus Kenntnis erhalten hätte.

Nach der Scheidung meiner Eltern gingen die körperlichen Züchtigungen durch meine Mutter weiter. Später kamen auch psychische Drangsalierungen hinzu. Eigentlich konnte ich mich erst durch meine Einberufung zur Armee dem Ganzen entziehen.

Liebe Leser, jetzt habe ich so viel Negatives über mein Elternhaus berichtet. Es gibt aber auch positive Erinnerungen, die es zu benennen und würdigen gilt.

Gern erinnere ich mich an gemeinsame Ausflüge mit meinen Eltern, die mich vor allem in die Sächsische Schweiz, in das Elbsandsteingebirge, nach Dresden, Berlin, Birkenwerder, Hennigsdorf und den Harz führten. Jedes Mal besorgte meine Mutter hierfür vom VEB Kraftverkehr einen Mietwagen und unternahm mit der gesamten Familie alle diese Ausflüge. Ich erinnere mich noch daran, dass sich meine Mutter einmal in Dresden so hoffnungslos verfranzte, dass wir mit dem Auto längere Zeit im Kreis fuhren. Wir kamen immer wieder an derselben Stelle raus. Statt die Geduld zu verlieren, wozu es bei ihr in der Regel nicht viel bedurfte, drehte meine Mutter in dieser Stadt stoisch Runde um Runde, bis sie irgendwann die richtige Ausfahrt fand.

Gerade das nahe gelegene Dresden wurde für mich zum liebsten Ausflugs- und nachgerade Zufluchtsort. Ich fühlte mich stets befreit in der Elbemetropole, die mir sehr ans Herz wuchs.

Und da wir gerade bei Dresden sind. Sehr gern erinnere ich mich noch heute an die gemeinsamen Besuche mit meiner Mutter und meinen Geschwistern im dortigen Hygiene- und Verkehrsmuseum. Im Hygienemuseum habe ich meiner Familie sämtliche Exponate erklärt, egal, ob sie es hören wollten oder nicht. Ich war in meinem Element, konnte richtig auftrumpfen. Nur das zählte.

Im Verkehrsmuseum beeindruckte mich vor allem der Bericht über den Untergang der „Titanic“, welche am 15.04.1912 bei ihrer Jungfernfahrt vor Neufundland im Nordatlantik gesunken war. Dieses Schiffsunglück blieb mir ein Leben lang tief im Gedächtnis hängen.

Während meiner Kindheit lag vieles in Dresden noch in Trümmern. Manches von dem erstrahlt heute in neuem Glanz, was auch gut so ist und auch richtig großartig aussieht. Nur die Frauenkirche, hier hätte man den Trümmerhaufen als ewige Mahnung und Warnung für spätere Generationen bewahren sollen. Natürlich wäre es ein Schandfleck inmitten von Dresden, aber der Zweite Weltkrieg war ja auch ein Schandfleck der jüngeren deutschen Geschichte, oder?

Legendär waren die von meiner Mutter jedes Jahr Anfang Dezember gebackenen Weihnachtsstollen. Es wurde immer in der gut geheizten Küche eine Blechwanne (in der wir als Säuglinge gebadet wurden) voller Teig angesetzt und am Folgetag alles zum Bäcker geschafft, der aus unförmiger Teigmasse so etwa 15 bis 20 Stollen fertigte. Kaum waren die Stollen zu Hause angekommen, ging es an deren Verzehr. War eine Stolle geschafft, kam unverzüglich die nächste auf den Tisch. Wenn wir uns nicht wenige Tage vor Weihnachten selbst gebremst hätten, wäre zum eigentlichen Fest nie auch nur eine Weihnachtsstolle noch vorhanden gewesen. Die Stollen selbst waren mit sehr viel Butter gebacken und hatten einen großen Sättigungswert.

Während meine Mutter also stets bevorzugt für das materielle und leibliche Wohl sorgte, gab mir mein Vater vor allem ideelle Werte weiter.

Am 22.08.1961, ca. drei Wochen nach meinem fünften Geburtstag wurde mein jüngerer Bruder Dirk geboren, wozu meine Mutter ins Krankenhaus musste. Anlass genug für mich, meinen Vater zu fragen, wo denn die Kinder herkämen und wozu die Mutti da ins Krankenhaus müsse. Mein Vater holte sein dickes „Doktorbuch“ und erklärte mir nicht ohne Stolz und sehr nachdrücklich anhand der Abbildungen in diesem Buch, woher die Kinder kommen und wie sich das mit dem ganzen Drumherum überhaupt verhält. Nachdem ich lesen konnte, habe ich mir mit diesem „Doktorbuch“, einem Lehrbuch der Krankenpflege, meine ersten medizinischen Kenntnisse angeeignet. Dieses Buch (Titel: Grundlagen der Medizin für Heilberufe), erschienen Mitte der 50er-Jahre und daher inzwischen hoffnungslos veraltet, befindet sich noch heute in meinem Besitz.

Wenig später, aber noch vor Beginn meiner Schulzeit, sollte mein Vater auch mein Interesse an der Physik wecken und ich durch ihn dem ersten Physiker in meinem Leben begegnen; dazu aber Näheres im 3. Teil meiner Biografie.

Aber auch sehr praktische Dinge hat mir mein Vater voller Stolz erklärt, z.B. wie ein Bügeleisen aufgebaut ist. Er hat das Ding komplett auseinandergenommen und mir alles eingehend gezeigt. Allerdings hat er das Bügeleisen meiner Mutter danach nicht wieder zusammengebaut bekommen, worüber sie sehr verärgert war. Letztlich musste ein neues Bügeleisen gekauft werden.

Mein Vater war Mitglied im DRK, und nachdem er mein Interesse an der Medizin geweckt hatte, nahm er mich zu seinen Einsätzen bei Sportveranstaltungen mit, damit ich auch die praktische Medizin kennenlernte. Gern hätte ich zugesehen, wie man einen verletzten Sportler verarztet, aber das wurde mir dann doch nicht erlaubt. Mir stand dann immer die Enttäuschung deutlich lesbar ins Gesicht geschrieben. Wozu war ich eigentlich mitgegangen, wenn man das einzig Interessante nicht sehen durfte?

Meine Eltern waren beide zeitlebens berufstätig. Auch für meine Mutter war es eine Selbstverständlichkeit, einer Tätigkeit nachzugehen und nach der Scheidung ohnehin ihre Pflicht, hatte sie doch drei Söhne zu versorgen.

An diesem Punkt war die DDR deutlich fortschrittlicher als die BRD. Die gleichberechtigte Teilhabe der Frau am gesellschaftlichen Leben war keine hohle SED-Phrase, sondern täglich gelebte Realität. In der BRD dagegen hatte die Frau noch bis in die 70er-Jahre den Mann zu fragen, ob und wie sie einer beruflichen oder sonstigen Tätigkeit nachgehen dürfe. Haushalt und Kinder hatten den Lebensinhalt der Frau zu bilden. Nur die „Jodelschule“ und das damit verbundene „Jodeldiplom“ alla Loriot (1923-2011) gestand man ihr zähneknirschend zu, denn dann hatte sie „was Eigenes“.

Meine Mutter erlernte nach dem Besuch der Volksschule ab 1948 den Beruf einer Maurerin. Sie hatte erkannt, dass nach dem Ende des Zweiten Weltkrieges wirklich jede Hand beim Aufbau eines neuen Staates gebraucht wurde. Später war sie viele Jahre als Kraftfahrerin beim Lebensmittelgroßhandel tätig und ich war oft ihr Beifahrer, was mir unendlichen Spaß bereitete. Das war viel schöner als Kindergarten oder gar Schule. Danach war sie in einer Brikettfabrik in Lauchhammer-Süd tätig, bis diese im Zuge der Umwälzungen in Ostdeutschland Anfang der 90er-Jahre „abgewickelt“ worden ist und meine Mutter in den Ruhestand ging.

Mein Vater war als Former und Gießer in der Kunstgießerei in Lauchhammer-Ost, Außenstelle Lauchhammer-West, tätig. Übrigens stammen aus dieser Gießerei so bekannte Erzeugnisse wie der Neptunbrunnen in der Nähe des Berliner Fernsehturms und der opulente Kronenleuchter im großen Saal der Dresdner Semperoper. Beides trägt aber nicht die Handschrift meines Vaters.

Einige Zeit arbeitete mein Vater auch als Hilfskrankenpfleger im Krankenhaus in Lauchhammer-Ost, dem heutigen Niederlausitzer Klinikum, Außenstelle Lauchhammer-Ost. Daher wohl auch das bereits erwähnte Lehrbuch der Krankenpflege. Ob er nach der Scheidung meiner Eltern noch einer beruflichen Tätigkeit nachging, ist mir nicht bekannt.

Meine Eltern waren ein Leben lang parteilos, in ihrer Haltung aber überzeugte Antifaschisten, was sie mit erheblichem Nachdruck auch ihren Kindern vermittelten. Sie hatten sich in den DDR-Verhältnissen eingerichtet. Gegenüber der Kirche hatte meine Mutter eine ablehnende Haltung; mein Vater war hier Argumenten gegenüber zugänglicher, aber auch kein aktiver Kirchgänger.

Am 14.04.1966 wurde mein jüngster Bruder Frank geboren. Er war das Nesthäkchen der Familie und der Liebling meiner Mutter. Mein Vater sollte keinen wesentlichen Einfluss mehr auf seine Erziehung nehmen. Selbstverständlich kümmerte ich mich gemeinsam mit meinem Bruder Dirk rührend um unser kleines Brüderchen. Während die Mutter ihrem Tagewerk nachging, steckten wir ihn oft einfach in den Kinderwagen und zogen zu dritt kreuz und quer durch die Stadt. Riesige Wanderungen durch mehrere Stadtteile am Stück waren dann an der Tagesordnung.

Ich erinnere mich noch deutlich, dass ich etwa ab 1970 ein großer Fan der „Sesamstraße“ wurde, einer sehr beliebten bundesdeutschen Vorschulkinderreihe, wenngleich aus den USA importiert. Insbesondere Ernie und Bert, von denen man nie genau erfuhr, ob sie Geschwister oder nur Freunde waren, hatten es mir angetan. Während Ernie einen völlig durchgeknallten und lebensfrohen Typen verkörperte, war doch Bert der Oberlehrer schlechthin. Irgendwie fühlte ich mich zu Bert hingezogen. Wahrscheinlich entdeckte ich mich in dieser Figur wieder.

Jedenfalls, wenn Ernie und Bert ihre Auftritte hatten, wurde ich immer von meinen Brüdern von den Büchern weggerufen. Kaum waren Ernie und Bert mit ihrem Auftritt durch, der jedes Mal mit einer fürchterlich dreckigen Lache von Ernie endete, war ich wieder bei meinen Büchern.

Wir drei Jungs versuchten untereinander immer ein brüderliches Verhältnis zu haben, auch wenn unsere Mutter dies zunehmend misstrauisch beobachtete und begleitete; dies geschah in immer stärkerem Maße, je älter wir wurden. Leider verstand sie es immer wieder, einen Keil zwischen ihre Söhne zu treiben, und missbrauchte hierzu vor allem auch die erste Ehefrau meines jüngeren Bruders. Warum eigentlich? Ich habe es nie erfahren bzw. auch nur annähernd verstanden.

Nach dem Tod unserer Mutter normalisierte sich das Verhältnis zwischen uns dreien für wenige Wochen und unsere Partner schöpften leise Hoffnung, dass sich das verstetigen möge.

Leider brach unser Verhältnis untereinander aber völlig zusammen und es folgte eine Phase von über 16 Jahren eisigen Schweigens. Nur zu Dirk hatte ich Kontakt. Erst 2016 nahm ich zaghaft Kontakt zu Frank wieder auf und inzwischen haben wir wieder ein normales Verhältnis zueinander herstellen können.

Nur meine beiden Brüder kommen nicht zusammen. Zu viel an Differenzen steht zwischen den beiden. Offenbar hat die Mutter hier ganze Arbeit geleistet, wenn das selbst über 20 Jahre nach ihrem Tod noch Bestand hat.

Auch wenn Großeltern nicht zum Elternhaus im engeren Sinne gehören, möchte ich einiges zu ihnen sagen.

Ich hatte zu meinen Großeltern, väterlicherseits in Birkenwerder und mütterlicherseits in Lauchhammer-Süd, immer ein offenherziges Verhältnis, wenn ich mal von dem bereits erwähnten Besuch in Birkenwerder im Sommer 1979 absehe. Sie waren immer für mich da, hatten nie Verständnis für die oft drakonischen Bestrafungen, die ich im Elternhaus erfuhr (erstatteten aber auch nicht gegenüber der Polizei Anzeige) und waren stets zugänglich für meine neugierigen und bohrenden Fragen, die ich zu allem möglichen hatte.

Sie haben mein Ansinnen auch nie ins Lächerliche gezogen. So war mal in Birkenwerder eine Maus in die Mausefalle geraten. Ich habe ihr unter der Hecke im Garten ein schönes Grab mit Kreuz und so bereitet und regelrecht Abschied von ihr genommen. Okay, ich bin auch schon mal in Birkenwerder auf die Hühnerleiter gestiegen und krachend im Hühnerzwinger gelandet; das fand man dann nicht so lustig.

Aber ich hatte immer ein festes Ritual, wenn ich bei meinen Großeltern in Birkenwerder war: Ich habe jeden Tag den Opa, der in Berlin-Pankow arbeitete, von der S-Bahn abgeholt und ihn nach Hause begleitet, während die Oma schon das Abendessen zubereitete. Ich liebte die S-Bahn und wollte selbst mal S-Bahn-Fahrer werden, also Triebfahrzeugführer. Noch heute sehe ich mir Führerstandsmitfahrten gern an. Es ist so eine eigene Welt.

Aber ich trieb auch allerlei bösartigen Unfug, für den ich dann natürlich von meinem Opa die Leviten verlesen bekam. Dem Schornsteinfeger rief ich mal hinterher „Schornsteinfeger, schwarzer N…, kehrt die Esse mit der Fre…“ Der petzte es freilich meinen Großeltern und es setzte eine gehörige Standpauke durch meinen Opa ein, die sich mir für alle Zeiten eingeprägt hat. Aber er hat nie die Hand gegen mich erhoben; auch die Oma nicht.

Sehr zugetan waren meine Großeltern meinem erwachten medizinischen Interesse und meinem beständigen Bemühen, den Sanitäter herauszukehren. Oft habe ich Sanitäter gespielt und konnte mich so stundenlang selbst beschäftigen, freilich mit wachsender Begeisterung.

Bekanntschaft schloss ich durch meinen Opa auch mit dem deutschen Mathematiker Carl Friedrich Gauß (1777-1855), den er sehr verehrte, weil Gauß den Beweis erbracht hatte, dass man das regelmäßige 17-Eck mit Zirkel und Lineal konstruieren kann; für Gauß war dies übrigens der Auslöser, Mathematiker zu werden.

Es gab auch zwei Berufe, denen mein Opa große Wertschätzung entgegenbrachte: der Uhrmacher und der Apotheker. Besonders die filigrane Art der

Arbeit, diese schier unendliche Gewissenhaftigkeit und Genauigkeit, mit der beide Professionen ihr Tagewerk tätigen, beeindruckte ihn nachhaltig.

Er bekam noch mit, dass ich im Begriff war, Apotheker zu werden, und war sehr darüber erfreut. Auch glaube ich, dass mein Vater stolz auf seine Söhne wäre, wenn er sehen würde, was aus ihnen geworden ist. Unsere Mutter hat uns diesen Stolz nie vermittelt. Ob sie ihn je hatte? Ich weiß es beim besten Willen nicht.

Nur mit der Oma hatten wir beide hin und wieder nicht so viel am Hut. Wenn sie gelegentlich was Ungenießbares zubereitet hatte, verweigerten wir schon mal gemeinsam die Nahrungsaufnahme, gingen in den Garten und holten uns etwas zum Essen.

Es gab aber auch einen geheimnisumwobenen Ort in der Wohnung meiner Großeltern in Birkenwerder: den Bücherschrank. In zwei Reihen standen darin die Bücher und ich nehme bis heute an, dass darunter Literatur war, deren Besitz in der DDR eher unerwünscht, wenn nicht gar verboten gewesen ist. Davor wollte man mich wohl bewahren und so war es mir streng untersagt, dieses Möbelstück genauer in Augenschein zu nehmen.

Aber inzwischen ist solche Literatur frei zugänglich; spätestens seit Anfang 2016 eine kommentierte Edition von Hitlers „Mein Kampf“ erschien, die sich auch in meinem Bestand befindet.

Immerhin stand im Haushalt meiner Großeltern noch eine funktionsfähige „Goebbelsschnauze“, wie die als Volksempfänger bezeichneten Radios aus den 30er-Jahren verballhornend genannt wurden.

Meine Großmutter mütterlicherseits stand all dem in Nichts nach. Auch sie hatte für mich immer ein offenes Ohr. Sie hat mich in die Welt der Astronomie eingeführt, indem sie mir erklärte, dass der Blick zum Himmel immer ein Blick in die Vergangenheit sei. Meine Mitschüler lernten das erst im Astronomieunterricht der 10. Klasse.

Der Astronomieunterricht war so interessant, dass manche Mitschüler den Lehrer fragten, wie man Astronom werden kann. Nachdem er erklärt hatte, dass man vorher Physik studieren müsse, wollte niemand mehr Astronom werden. So schnell können sich Dinge ändern.

Leider wurde ich mit der Astronomie ein Leben lang nicht warm. Üblicherweise wird dieses Gebiet unterteilt in die Kosmogonie, die sich mit den einzelnen Strukturen des Universums (Sterne, Planeten, Galaxien usw.) beschäftigt und in die Kosmologie, die das Universum als Ganzes untersucht. Nur die Kosmologie geriet gelegentlich in das Fahrwasser meiner physikalischen Interessen.

Sehr zu leiden hatte meine Oma in Lauchhammer-Süd aber unter der zunehmend abweisenden und verletzenden Art ihrer ältesten Tochter, meiner

Mutter. Beide Frauen waren sich wohl zu ähnlich, als dass sie friedlich miteinander auskommen konnten.

Am Nachmittag des 06.07.1984 verstarb meine Oma an den Folgen eines Herzinfarktes im Krankenhaus in Klettwitz, wenige Stunden, nachdem ich an der Sektion Pharmazie der Greifswalder Universität eine Diplomarbeit verteidigt hatte und damit meine universitäre Ausbildung beendete.

Als Andenken an meine Oma bewahre ich mir eine kleine Spreewälderin, die sich in ihrem Wohnzimmerschrank befand.

So viel zu meinem Elternhaus. Das nächste Kapitel beschäftigt sich mit einem Lebensabschnitt, der mich so richtig formen sollte und mir das Rüstzeug für ein ganzes Leben mit auf den Weg gab: die Schulzeit, vielleicht nicht ohne Grund der „Ernst des Lebens“ genannt.

Kapitel 3: Schulzeit

Die Trägerin des Schulsystems in der DDR war die zehnklassige, allgemeinbildende, polytechnische Oberschule (POS), gefolgt von der Erweiterten Oberschule (EOS), die mit dem Abitur abschloss.

Der Schulbesuch war in der DDR Pflicht bzw. für alle bis zum Abschluss der 8. Klasse obligatorisch. Nach der 8. Klasse konnte man die Schulzeit beenden und einen Beruf erlernen oder wurde an die EOS delegiert. Das 9. und 10. Schuljahr an der EOS galten als Vorbereitungsklassen für die eigentliche Abiturstufe, also das 11. und 12. Schuljahr.

Das Auswahlprozedere für den Übergang von der POS zur EOS war Gegenstand permanenter Kritik in der Bevölkerung. Es orientierte sich an dem Grundsatz, dass überwiegend Kinder aus Arbeiter- und Bauernfamilien an die EOS zu delegieren seien. Auch Jungs, die sich für eine längere Armeezeit als den 18-monatigen Grundwehrdienst entschieden hatten, sollten unabhängig von ihrem tatsächlichen Leistungsvermögen vorrangig berücksichtigt werden. Kinder aus Berufssoldaten-Familien wurden dabei den Arbeiterkindern gleichgesetzt. Demgegenüber hatten Kinder aus Lehrerhaushalten oft genug das Nachsehen, wie z.B. meine spätere Ehefrau. Für diesen Auswahlprozess gab es zentral vorgegebene prozentuale Normen, die zwingend einzuhalten waren. Manches persönliche Schicksal passte nicht in diesen engen Rahmen.

Durchgehend über die gesamte Schulzeit wurden die Fächer Mathematik, Deutsch, Sport, Musik und Zeichnen unterrichtet. In den höheren Klassen wurden die beiden letztgenannten Fächer oft unter dem Begriff „Kunsterziehung“ zusammengefasst. Im Laufe der Schulkarriere kamen weitere Fächer hinzu: Biologie, Geografie, Geschichte und Russisch ab Klasse 5; Physik ab Klasse 6; Chemie, Staatsbürgerkunde, Einführung in die sozialistische Produktion (ESP), Produktive Arbeit (PA), Technisches Zeichnen (TZ) und eine zweite Fremdsprache in der 7. Klasse (wenn man die EOS besuchen wollte) bzw. Astronomie in der 10. Klasse.

Ab 1978 wurde das Fach Wehrunterricht für das 9. und 10. Schuljahr eingeführt. Da dies erst nach meiner zehnjährigen Schulzeit erfolgte, werde ich darauf nicht eingehen. Es sei hier also nur der Vollständigkeit halber erwähnt.

Die Ausbildung in den Fächern ESP, PA und TZ erfolgte in ortsansässigen oder ortsnahen Betrieben und sollte dem Kennenlernen der Gepflogenheiten in der sozialistischen Wirtschaft dienen. Insbesondere im Fach PA war man als Schüler in den Betriebskollektiven voll integriert.

So haben wir z.B. im Rahmen der PA die Stromabnehmer der Grubenloks repariert, die in den Tagebauen des Senftenberger Braunkohlereviers eingesetzt wurden. Es war also eine gesellschaftlich notwendige Tätigkeit, die wir verrichteten. Aber im Grunde waren wir natürlich nur billige Arbeitskräfte, denn wir wurden für diese Arbeit nicht entlohnt. „Ausbeutung des Menschen durch den Menschen" und „Sozialismus"; zwei Dinge, die laut Staatsbürgerunterricht nicht zusammenpassten. So viel zu den Widersprüchen der sozialistischen Gesellschaftsordnung.

Die Möglichkeit der Abwahl einzelner Schulfächer bestand nicht; jeder musste alles durchlaufen.

Das Schuljahr begann landeseinheitlich am 01. September und endete Anfang Juli des Folgejahres. Anfang Februar gab es Halbjahreszeugnisse, was die dreiwöchigen Winterferien einläutete.

Die Ferienzeiten waren für alle DDR-Bezirke zentral und einheitlich vorgegeben.

In dieses straff durchorganisierte Bildungssystem trat ich nun am 01.09.1963 ein. Am Vortag sprach mich beim Spielen von hinten ein wunderschönes Mädchen an und fragte, ob ich der Hans-Dieter Rosenbaum sei, was ich bejahte. Sodann teilte sie mir mit, sie würde mich am Folgetag zum Schulanfang abholen und ich solle mich zu einer bestimmten Uhrzeit bereithalten. Schönen Mädchen habe ich noch immer jeden Wunsch erfüllt. So wartete ich am Folgetag voller Ungeduld auf meine hübsche Begleitung auf dem ersten Weg zur Schule, wo sich dann irgendwann auch meine Eltern einfanden.

Es war Tradition, dass die Schüler, welche in die 2. Klasse kamen, die „Abc-Schützen“, wie man die Erstklässler nannte, am Einschulungstag zu Hause abholten und zur Schule begleiteten. Im Jahr darauf war ich der Abholer für einen Jungen aus der Nachbarschaft.

Meine Einschulung erfolgte an der POS „Wilhelm Pieck“ in Lauchhammer-Mitte, die ich bis 1965 besuchte. Nachfolgende Schulen waren: POS „Erich Weinert“ in Lauchhammer-Mitte (1965-1969), POS „John Schehr“ in Lauchhammer-Süd (1969-1971) und EOS „Johannes R. Becher“ in Lauchhammer-Mitte (1971-1973). Diese Schulwechsel haben sich so ergeben. Sie beruhten keinesfalls auf einer Strafversetzung.

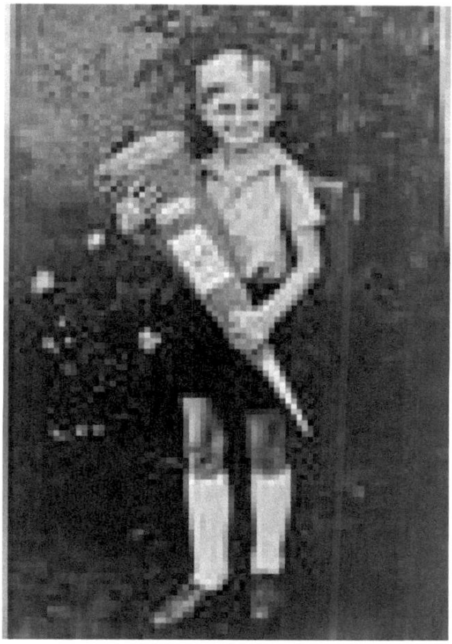

Abbildung 4: Schulanfang 01.09.1963

Es war gut, dass sich auch meine Eltern bald an der Schule einfanden. Meine Schultüte war nämlich so schwer, dass ich jemanden brauchte, der sie mir nach Hause trug. Mein Vater übernahm diese tragende Rolle gern.

Ich hatte einen recht erfolgreichen Start in die Schule hingelegt. Das Lesen erlernte ich ohne große Mühe, im Schreiben war ich wirklich sehr gut. Meine Handschrift war anfangs so ausgefeilt, dass meine Schulhefte auf der Schulmesse ausgestellt wurden. Leider ist bis dato nicht mehr sehr viel übrig geblieben. Kaum auszudenken, wie meine

Handschrift heute aussehen würde, wenn ich gleich mit einer „Sauklaue“ angefangen hätte!

Einiges Talent hatte ich auch im Singen, was bis heute ein unbestrittener Fakt ist. Zeichnen konnte ich nie und in Sport war ich die personifizierte Niete. Dummerweise war ich immer der Erste, der drankam, weil ich der Größte in der Klasse war und wir uns im Sportunterricht der Größe nach aufstellen mussten. Nie konnte ich sehen, wie sich meine Mitschüler vor mir abmühten. Dies zog sich durch meine gesamte Schulzeit.

Und in Mathematik, dem Angstfach unzähliger Schülergenerationen schlechthin? Ich würde meinen, da lag ich im mitgliederstarken Mittelfeld. Zwar konnte ich mich zu Beginn meiner Schulzeit im Zahlenbereich von 1 bis 100 vermittels der Addition recht frei bewegen, aber das war es dann auch schon im Wesentlichen. Insbesondere die Subtraktion sollte mir große Probleme bereiten, wenn man dabei von einem Zehnerbereich zum anderen wechselte oder gar einige solcher Bereiche übersprang. Aufgaben, wie 93 - 18 bereiten mir noch heute Probleme. Ich merke dann richtig, wie mein Gehirn erst anspringt, um zu überlegen, wie man die Aufgabe vielleicht lösen könnte. Dann dauert es immer noch ein paar Sekunden, bis ich die Lösung, hier 75 (was ich gerade wieder mit dem Taschenrechner ermitteln musste), gefunden habe. Auch das kleine Einmaleins ging nicht spurlos an mir vorbei. Ich bin zu Hause durch die ganze Wohnung getrabt und habe die Folgen von 1 bis 10 vor mir hergebetet. Auch in meinem Kinderzimmer hing ein Zettel, worauf „7 x 8 = 56“ stand. In den Kinderzimmern aller meiner Mitschüler hing diese schier unbegreifliche wahre Aussage an der Wand. Und wehe, es war 8 x 7 zu rechnen! Gott sei Dank blieb einem das sture Auswendiglernen des großen Einmaleins, der Folgen 11 bis 100, erspart. Wir kannten noch keine Rechentricks und waren jeder Aufgabe mehr oder weniger hilflos ausgeliefert.

Erst viel später lief einem die Tatsache über den Weg, dass die „wirkliche“ Mathematik sehr wenig mit Rechnen zu tun hat (welch ein Trost für schwere Stunden des Lernens!), aber in der 1. Klasse ist man doch noch sehr weit von dieser Einsicht entfernt gewesen. Jedenfalls, wenn man, so wie ich, kein Senkrechtstarter in der Mathematik war.

Überhaupt kann man das ganze Auf und Ab meiner Schulzeit an keinem Fach so schön verfolgen wie der Mathematik. In den Klassen 4, 7 und teilweise auch noch 9 lief es bei mir recht schlecht. In den anderen Klassenstufen war ich, wie gesagt, im vorderen Teil des mitgliederstarken Mittelfelds. Im Spitzenfeld war ich bis zur 10. Klasse nie.

Irgendwie ging es für mich in den Klassen 1 bis 4 tendenziell abwärts mit den Leistungen. Dieser Abwärtstrend hat sicherlich mit der häuslichen Situation, insbesondere dem Scheitern der Ehe meiner

Eltern, zu tun. Ab der 5. Klasse ging es stetig bergauf. Je schwieriger die Fächer wurden (auch die stetig neu hinzugekommenen), desto besser wurden meine schulischen Leistungen. Vielleicht wurde es einfach immer interessanter. Ich habe ohnehin immer interessenbetont gelernt, was meine Lehrer gelegentlich kritisierten.

Völlig aus dem Rahmen fiel dann die Abiturstufe. Hier war ich in der Mathematik der „Primus Omnium" der Klasse, halt der Beste. In der zwölften Klasse wurde ich Fachvertreter für Mathematik. Diese Funktion übernahmen – eingesetzt von den Fachlehrern – die jeweils Besten in den betreffenden Schulfächern. Aufgabe der Fachvertreter war die Hilfestellung gegenüber schwächeren Mitschülern bzw. das selbstständige Unterrichten bei Abwesenheit des Fachlehrers. Letzteres war bei mir nie der Fall.

In der 1. Klasse war Frau R. meine Klassenlehrerin. Sie war gerade 29 Jahre alt geworden (immer einen Tag vor mir hatte sie Geburtstag) und wir waren ihre erste Klasse, die sie nach dem Studium übernahm. Aber für eine Anfängerin hat sie ihre Sache sehr gut gemacht. Wir hatten sehr gern bei ihr Unterricht.

Nur zu mir war sie manchmal sehr streng. Weil ich eine unverbesserliche Quasselstrippe war und meine Mitschüler dadurch oft vom Lernen abhielt, musste ich manche Unterrichtsstunde mit dem

Gesicht zur Wand stehen. Ich weiß noch, eines Tages stand ich wieder an der Wand. Weil gerade das „D" behandelt wurde, durfte ich mich kurz zur Klasse und damit in Richtung Wandtafel umdrehen, um zu sehen, wie das „D" aussieht und wie man diesen Buchstaben schreibt. Und alles nur, weil „Dieter" mit einem „D" beginnt. Hätte ich Ronald geheißen, wäre mir das mit dem „D" glatt entgangen und ich hätte die ganze Zeit mit dem Gesicht zur Wand stehen müssen. Nie wieder war ich meinem Namen so dankbar.

Übrigens: Das mit der Quasselstrippe legte sich bald, um in der 10. Klasse und im Abiturlehrgang an der Volkshochschule noch einmal zurückzukehren. Man hatte halt so seine Entwicklungsphasen.

Das erste große und bedeutungsvolle Ereignis meiner Schulzeit war die Aufnahme in die Pionierorganisation „Ernst Thälmann" am 13.12.1963, dem Pioniergeburtstag. Voller Stolz trug ich die Pionieruniform, bestehend aus Hemd mit aufgedrucktem Pionieremblem, Käppi und dem blauen Halstuch. Allen ideologischen Diskussionen und Indoktrinationen zum Trotz: Ich war sehr gern Pionier, wie alle meine Mitschüler. Man war eine Stufe höher gerutscht. Man war wer. Irgendwelche Leitungsfunktionen habe ich in der Pionierorganisation nie innegehabt, aber darauf kam es auch gar nicht an. Das Pionierleben war auch so abwechslungsreich und gab dem Leben neben der Schule einen Sinn.

An eine Schulepisode erinnere ich mich noch heute gern. In der 2. Klasse hatten wir unseren ersten Hausaufsatz zu schreiben. Das Thema lautete „Mein Tagesablauf". Ich weiß nicht mehr, wie der erste Satz lautete; sicherlich handelte er vom Aufstehen. Alle nachfolgenden Sätze begannen aber mit den Worten „Und dann …" Stolz legte ich meinem Vater mein erstes selbst verfasstes Werk vor, aber so richtig erfreut war er darüber nicht. Dieses ständige „Und dann …" stieß ihm sauer auf und er sagte mir, dass ich den Aufsatz so nicht abgeben könne.

Nach einiger Diskussion einigten wir uns darauf, dass er mir den Aufsatz in einem besseren Deutsch diktierte. Diesen überarbeiteten Aufsatz habe ich dann in der Schule abgegeben. Natürlich merkte Frau R., dass diese überarbeitete Fassung unmöglich von mir stammen konnte. Kein Schüler der 2. Klasse wäre je in der Lage gewesen, einen Aufsatz in einem derart geschliffenen Deutsch abzuliefern. Natürlich gab es dafür auch keine „1", aber eine „2" war ja auch ganz annehmbar.

In den ersten beiden Schuljahren gehörte ich zu den „Hortkindern". Da meine Eltern berufstätig waren, ist das eine gute Sache gewesen. Nach dem Mittagessen war Mittagsruhe angesagt und anschließend wurden kollektiv die Hausaufgaben erledigt. Danach konnten wir den Nachhauseweg antreten. Zu Hause haben wir uns dann ohne schlechtes Gewissen (die Hausaufgaben waren ja erledigt) den wirklich wichtigen und interessanten Dingen gewidmet und die Eltern waren ja auch bald zu Hause angekommen.

Nach Abschluss des Schuljahres 1964/65 kam es bei mir zu einem ersten Schulwechsel. Da es bei der Errichtung der POS „Erich Weinert“ im Ortsteil Mitte aber zu einem Arbeitsunfall kam (der Baukran war umgestürzt), verzögerte sich der Bezug dieser Schule und wir mussten im ersten Schulhalbjahr 1965/66 in das Gebäude der EOS „Johannes R. Becher“ ausweichen. Aus Kapazitätsgründen erfolgte der Unterricht für uns dort erst in den Nachmittagsstunden. Das war recht belastend. Wenn die anderen Schulschluss hatten, begann für uns der Unterricht und in den Abendstunden haben wir dann die Hausaufgaben gemacht. Da setzte das „Sandmännchen“ nicht den Schlusspunkt des Tages. Zum 01.03.1966 haben wir dann von unserem neuen Schulgebäude Besitz ergriffen.

In der 5. Klasse kamen zwei neu Fächer dazu, die fortan meine Lieblingsfächer wurden: Geschichte und Geografie. In beiden Fächern habe ich nie mündliche Hausaufgaben machen müssen; schriftliche dafür umso gründlicher und gewissenhafter. Mir flog der Stoff regelrecht zu. Insbesondere der Geschichtsunterricht war unglaublich plastisch, voller „Augenzeugenberichte". Meine Geschichtslehrer haben berichtet, als seien sie selbst dabei gewesen. Das setzte sich fort, bis der November 1917 behandelt wurde: die Große Sozialistische Oktoberrevolution. Damit wollten sie dann doch nichts zu tun gehabt haben. Komisch!

Auch Landkarten prägte ich mir ein. Wenn dann ein Mitschüler den Nil in Nordamerika oder Asien suchte, hätte ich jedes Mal nach vorn gehen wollen, um ihn mit der Nase auf Nordafrika zu stoßen. Das hat mich immer rasend vor Wut gemacht.

Ich habe auch selbst jahrelang Landkarten gezeichnet. So z.B. in einer Jahresarbeit, die ich in der 6. Klasse im Fach Geografie über die BRD schrieb und die auf der Schulmesse ausgestellt worden war.

Heute weiß ich um die fundamentale Bedeutung dieser beiden Schulfächer in meinem Leben. Sie haben mich räumlich und zeitlich einfach aus der für mich nicht immer erträglichen Realität des Elternhauses geführt.

Am 13.01.1967, einen Tag vor dem schrecklichen Vorfall in der Ehe meiner Eltern, über den ich im vorigen Kapitel berichtet habe, gründete sich in meiner Klasse eine Arbeitsgemeinschaft (AG) „Junger Sanitäter" und mein damaliger Schulfreund und Banknachbar Klaus-Dieter, dessen Mutter als Krankenschwester diese AG leitete, bat mich eindringlich, dieser beizutreten. Man brauche solche wie mich. Ich folgte seiner Bitte. In dieser AG hatten wir neben einer gediegenen theoretischen Ausbildung auch einen umfangreichen praktischen Teil. Natürlich konnte man mir in der Theorie nichts vermitteln, was ich mir nicht schon vorher angeeignet hatte (wir besaßen zu Hause einige medizinische Literatur). Bei Schulsportfesten, wie auch dem Manöver „Schneeflocke“, das jährlich in den Winterferien stattfand, waren wir als Sanitäter im Einsatz. Diese Einsätze waren stets sehr motivierend.

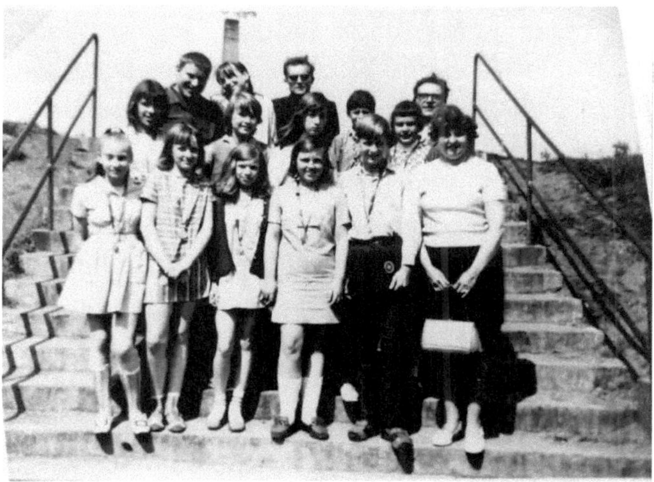

Abbildung 5: AG Junger Sanitäter, 1969

Im Jahre 1969 nahmen wir an einem Kreisausscheid „Junger Sanitäter“ in Senftenberg teil und belegten leider nur einen dritten Platz, weil ich mein Taschentuch vergessen hatte. Mit Taschentuch hätten wir den zweiten Platz belegt. Das Leben in der DDR konnte manchmal richtig hart und undankbar sein. Undankbar waren auch meine Mitschüler mir gegenüber für diese „Glanzleistung“ meinerseits. Selbst meine Heidi, über die ich gleich berichten werde, war böse auf mich; aber nicht sehr lange. Bis zum November 1969 blieb ich in der AG. Danach musste ich sie aus schulischen Gründen verlassen, was allen unendlich leidtat.

In den Sommerferien, die DDR-einheitlich acht Wochen dauerten, nahm man bis etwa zur 7. Klasse entweder in der Schule an den Ferienspielen teil oder fuhr für einige Wochen ins Ferienlager, wenn die Familie keine anderen Pläne hatte. Eine Brikettfabrik in Lauchhammer unterhielt ein solches und mit dieser Fabrik hatte der Betrieb, in welchem meine Mutter arbeitete, einen Kooperationsvertrag, der vorsah, dass die Kinder der Beschäftigten beider Betriebe gemeinsam ein Ferienlager besuchen konnten. Daher war ich im August 1968 in einem Ferienlager in der Dresdner Heide. Außer an Fahnenappellen, einer Nachtwanderung und allerlei Sport und Spiel kann ich mich nur noch an wenig erinnern.

Wir begegneten während dieses Ferienlagers Soldaten der NVA, mit denen wir in der Lesart der Pionierorganisation „Ernst Thälmann“ natürlich befreundet waren. Sie hatten mit ihren Panzern in den Wäldern der Dresdner Heide Stellung bezogen.

Bekanntlich haben die Armeen der Warschauer Vertragsstaaten im August 1968 in der Tschechoslowakei ein Ereignis zerschlagen, welches unter der Bezeichnung „Prager Frühling“ in die Geschichte eingegangen ist. Die NVA war am Einmarsch nicht beteiligt, sondern bezog nur eine Reservestellung. Sozusagen für den Fall der Fälle.

Diesen Anlass der Panzerstationierung erfuhren wir nicht. Für uns Jungs war es aufregend, auf den Panzern herumzuklettern, und die Mädels waren voller Sorge, dass wir wieder heil von den Dingern herunterkamen. Wir verlebten jedenfalls ein paar aufregende Stunden mit unseren „befreundeten“ Soldaten.

Im April 1969 kam erstmals in meinem Leben die große Liebe über mich. Das mit großem, was sag ich, übergroßem Abstand schönste Mädchen der Klasse fragte ausgerechnet mich, ob ich ihr Freund sein möchte. Jeder Junge der Klasse hätte sofort „ja“ gesagt. Aber nun erwischte es mich und es fuhr mir durch und durch. Ich war damals knapp über 1,60 m groß, aber die Menge Endorphine, die in meinem Körper in diesem Moment freigesetzt wurden, hätten auch für 2,00 m gereicht. Jede Zelle meines Körpers ertrank in dem Tsunami an Glückshormonen, der sich in die Blutbahn ergoss. Tage- und nächtelang sollte ich nicht zur Ruhe kommen. Ich war von jetzt auf gleich der Schwarm unserer, meiner Heidi geworden. Ihr vollständiger Vorname war

Heidemarie, aber solch lange Namen merkt sich kein Mensch, oder? Wir verlebten viele schöne gemeinsame Unterrichtsstunden und Pausen in der Schule, schworen auf kleinen Zettelchen die große Liebe; wie das halt so ist mitten in der Pubertät.

Nur in der Freizeit war meine Heidi für mich nicht zu erreichen. Ihre Eltern waren nicht darüber erfreut, dass ich der Freund ihrer Tochter war. Sie verleugneten ihre heiß geliebte Tochter, wenn ich nach meinem Schwarm verlangte. Welch ein Riesenglück, dass wir zusammen in der AG „Junger Sanitäter" waren. Dort erlebten wir viele schöne gemeinsame Momente.

Zu Beginn des Schuljahres 1969/70 ereilte uns alle die Katastrophe schlechthin: Alle ehemals 6. Klassen wurden neu aufgeteilt. Ich kam von der 6b in die 7a. Niemals hat uns irgendwer über den Grund und Sinn dieser brutalen Maßnahme aufgeklärt oder wenigstens informiert. Hier wurden nicht nur gefestigte Klassenverbünde ohne erkennbare Not zerstört, nein, es gingen ganze Freundschaften den Bach runter. Auch meine Freundschaften zu Klaus-Dieter und vor allem meiner über alles geliebten Heidi wurden auf eine harte Probe gestellt. Wir hatten uns zwar noch in der AG, bis ich mich dort abmelden musste, aber fanden im Schulalltag kaum noch zueinander, selbst in den Hofpausen nicht. Das schmerzte ungemein.

Ich fühlte mich in meiner neuen Klasse 7a überhaupt nicht wohl. Ich kannte niemanden und konnte auch zu keinem ein so herzliches Verhältnis herstellen wie zu Klaus-Dieter und meiner Heidi. Vier Wochen sollte dieser Horror andauern. Im Oktober 1969 zogen wir während der Herbstferien vom Stadtteil Mitte in den Stadtteil Süd zu meiner Großmutter mütterlicherseits, was mit einem erneuten Schulwechsel verbunden war.

Erst über 44 Jahre später sollte ich meine damaligen Mitschüler bei einem Klassentreffen am 09.11.2013 wiedersehen. Es gab auch ein Wiedersehen mit Klaus-Dieter und vor allem meiner Heidi. Wir verlebten wunderschöne Stunden miteinander. Sofort war das alte Vertrauensverhältnis mit Heidi wiederhergestellt. Wir fühlten uns beide noch einmal in die gemeinsame Schulzeit zurückversetzt. Ich spürte sehr deutlich, dass aus der damaligen kindlichen Schwärmerei eine wirklich intensive, wenn auch unausgelebte Liebe geworden war. Nach dem Klassentreffen stand ich mit Klaus-Dieter und Heidi noch für einige Monate in brieflichem Kontakt, aber leider schlief alles im Frühjahr 2014 für immer ein. So wird meine Heidi für alle Zeiten ihren festen Platz tief in meinem Herzen haben, womit wir füreinander verbunden bleiben, bis das der Tod uns scheidet. Liebend gern hätte ich sie bis ans Ende meiner Tage als gute Freundin in meinem

Leben gehabt. So bleibt mir nur die liebevolle Erinnerung an eine überaus schöne gemeinsame Zeit.

Jeder von uns beiden lebt nun einmal in seiner eigenen Welt, die man sich im Laufe des Lebens nach der gemeinsamen Schulzeit aufgebaut hat, und es gibt leider keine tragbare Verbindung zwischen diesen Welten. Dies muss man wohl oder übel akzeptieren. Der Verstand wacht hier über die Gefühle.

Bei diesem Klassentreffen haben wir uns nicht nur darüber unterhalten, was aus jedem so geworden war (meine Heidi hatte den Beruf der Friseurin erlernt und war wohl schon deshalb eine unglaublich attraktive Frau geworden), sondern natürlich auch aus der gemeinsamen Schulzeit geplaudert.

Das ging so lange, bis der Name von Frau H. fiel und sich alle Blicke auf mich richteten. Alle warteten gespannt, ob ich was zu dieser Lehrerin sagen würde. Ich überging dies aber schweigend.

Frau H. war unsere Klassenlehrerin in der 4. Klasse. Eines Tages mitten im Unterricht zeigte diese Lehrerin auf einmal mit dem Finger auf mich und drohte meinen Schülern mit Konsequenzen, wenn sie sich mit mir abgeben sollten. Sie meinte: „Dort sitzt ein Jude und mit Juden gibt man sich nicht ab!“

Gott sei Dank haben sich meine Mitschüler nicht darangehalten und hätten lieber die angedrohten Repressalien in Kauf genommen. Ich habe niemandem davon erzählt, auch meinen Eltern nicht. Wenn ich das zu Hause berichtet hätte, wären meine Eltern mit Sicherheit in der Schule aufgetaucht, um die Entfernung dieser Lehrerin aus dem Schuldienst zu verlangen. Natürlich wäre das auch so gekommen und sogar die Stasi hätte sich der Sache angenommen.

Und nach dem politischen Umsturz in Ostdeutschland? Frau H. hätte man als Stasi-Opfer rehabilitiert und ihr die Absolution für das erteilt, was sie mir damals als überzeugte Nationalsozialistin antat. Aus diesem Gedanken heraus habe ich bis heute ein nicht unproblematisches Verhältnis zur Bundesrepublik Deutschland.

Gelegentlich höre ich, „Rosenbaum“ sei ein schöner und wohlklingender Name. Dieser Aussage kann ich aus dem gerade Geschilderten beim besten Willen nicht zustimmen. Ich höre da nicht mehr hin.

Für mich war überraschend, dass sich meine ehemaligen Mitschüler nach so vielen Jahren überhaupt noch an diesen Vorfall erinnern konnten. Aber auch das Auseinanderreißen der Klassenverbünde nach dem 6. Schuljahr war Gesprächsthema bei diesem Klassentreffen. Solche Erlebnisse wirken ein Leben lang nach, was doch wohl eindeutig für sich spricht.

Nach den Herbstferien 1969 wechselte ich also an die POS „John Schehr“ im Stadtteil Süd. An dieser Schule kam zunächst der totale Absturz. Während ich mich in allen anderen Fächern einigermaßen über Wasser halten konnte, war das in Mathematik überhaupt nicht der Fall. In diesem Fach erlebte ich die Stunde null jeglicher intellektueller Entwicklung. Ich konnte noch einmal von ganz vorn beginnen, denn ich wurde quasi „resettet“. Der Lehrer in diesem Fach, Herr P., war aber auch von der besonderen Sorte. Er war der Schrecken aller Schüler und mancher, so auch ich, wollte seinetwegen einfach nicht mehr zur Schule gehen.

Herr P. stammte aus der Neulehrergeneration, die nach dem Zweiten Weltkrieg in den Schuldienst trat, damit man sich von den ideologisch vorbelasteten Lehrern schrittweise trennen konnte. Anfangs unterrichtete er Mathematik, Physik und Chemie, hatte sich aber irgendwann auf die Mathematik zurückgezogen. Dieses Steckenpferd ritt er dann aber auch, zum gelegentlichen Unwillen seiner Schüler, besonders intensiv. Und er war der größte Choleriker aller meiner Lehrer der gesamten Schulzeit.

Herr P. hatte die Angewohnheit, in einem kleinen Notizbuch Stilblüten von Schülern zu sammeln. Auch ich fand Eingang in seine Sammlung. Es war einmal eine Aufgabe zu lösen, in der es um Eggen ging und es kam die Zahl 150 heraus. Also lautete mein Antwortsatz, man müsse 150-mal über die Eggen fahren. Ich hatte keine Ahnung, was Eggen eigentlich sind, und fand mit diesem grandiosen Antwortsatz prompt Aufnahme in die Sammlung des Lehrers.

Ich war damals gerade von Lauchhammer-Mitte nach -Süd gezogen, also von der Stadt aufs Dorf. Woher hätte ich wissen sollen, was Eggen sind? Heute weiß ich es und kann sagen, nach 150-maligem Drüberfahren wäre von denen nicht mehr viel übrig gewesen.

Im Jahre 1970 oder 1971 bekam Herr P. zum Lehrertag am 12.06. von unserer Klasse ein neues Notizbuch geschenkt, damit er seine Sammlung weiterführen konnte. Er nahm das Geschenk dankbar an.

Herr P. dachte nun, er könne mit mir dieses schaurige Spiel in der 8. Klasse weiter betreiben und holte mich gleich in der ersten Stunde zur mündlichen Leistungskontrolle an die Wandtafel. Thema waren die Rechengesetze der natürlichen Zahlen. Ich weiß bis heute nicht, wie ich das geschafft habe, aber es sprudelte nur so aus mir heraus und am Ende musste er mir die „1“ geben. Damit war ich gerettet und sorgte dafür, dass ich von diesem Lehrer auch manchmal gelobt wurde, z.B. wegen meines erwachten Interesses an der Geschichte seines Faches, was mich bis heute begleitet.

Aus heutiger Sicht bin ich Herrn P. für seine Strenge sehr dankbar. Vielleicht waren diese Strenge und seine grenzenlose Exaktheit, die bis zum doppelt zu unterstreichenden Endergebnis bei Rechnungen ging, auch nur dem Fach geschuldet, dass er versucht hatte, uns näherzubringen. Die

Mathematik duldet nun mal keine Oberflächlichkeit und kann sehr böse reagieren, wenn man nachlässig mit ihr umgeht. Es sind dadurch schon ganze Brücken eingestürzt und Flugzeuge vom Himmel gefallen. Alles nur, weil man es mit der Mathematik nicht so ernst genommen hat. Obwohl: Bei Verkehrsunfällen jeglicher Art ist doch eigentlich die Physik „Siegerin nach Punkten“, oder?

Überhaupt war das 8. Schuljahr der Höhepunkt meiner 10-jährigen Schulzeit, besonders was das Fach Biologie, in welchem ausschließlich der Mensch behandelt wurde, betraf. In allen Klassenarbeiten habe ich konsequent die medizinischen Fachtermini verwendet, deren Kontrolle für meinen Lehrer, Herrn S., jedes Mal ein abendfüllendes Programm bedeutete.

Während sich meine Mitschüler redlich damit abmühten, die Anatomie und Physiologie des Menschen zu erlernen, beschäftigte ich mich autodidaktisch u.a. mit der Frage, wie man Erkrankungen der Herzklappen chirurgisch behandeln könne, und entwickelte erfolgreich einige Operationsmethoden. Auf dem Papier funktionierte alles tadellos, aber selbst mit dem Hausarzt meiner Familie habe ich mich nie über solche Dinge unterhalten. Meine damaligen Entwürfe existieren auch nicht mehr und ich habe auch keine Ahnung, was ich mir damals ausdachte.

Im Verlaufe dieses Schuljahres entwickelte sich bei mir eine Eigenschaft, die nachgerade zu einem Charakteristikum meiner Persönlichkeit wurde: Ich löcherte meine Lehrer in den Pausen mit Fragen, die weit vom Schulstoff entfernt waren, sehr wohl aber mit dem jeweiligen Schulfach zu tun hatten. Mein „Lieblingsopfer“ war mein Chemie- und Biologielehrer, Herr S.. Überhaupt überkam mich ein unbändiger Wissensdurst, den ich autodidaktisch zu stillen suchte. Ich wollte einfach das gesamte Wissen der Menschheit überblicken.

In der 8. Klasse erfolge der Wechsel von der Pionierorganisation in die Freie Deutsche Jugend (FDJ). Auch hier sollte ich bis zum Ende meiner Schulzeit keine Funktion übernehmen. Am 10.04.1971 erhielt ich nach langweiligen „Jugendstunden“ die Jugendweihe. Dabei bekamen wir in Buchform die „Verfassung der Deutschen Demokratischen Republik“ in der Fassung von 1968 und das legendäre Buch „Weltall, Erde, Mensch“. An dessen Stelle trat irgendwann einmal ein Buch, welches so durchideologisiert war, dass dessen Lektüre selbst für heranwachsende sozialistische Persönlichkeiten einfach unerträglich werden konnte. Jedenfalls empfand ich das so.

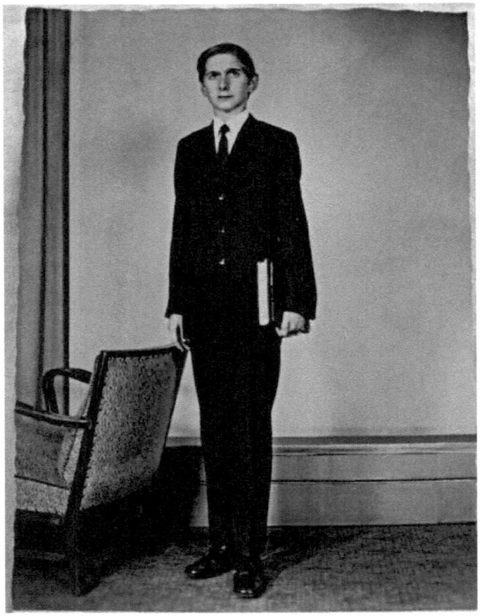

Abbildung 6: Im Jugendweiheanzug, 1971

Den Stoff, aus welchem mein Jugendweiheanzug maßgeschneidert wurde, bekam ich von Onkel Gerhard geschenkt. Onkel Gerhard, der jüngere Bruder meiner Mutter, hatte – wie man mir berichtete – Mitte der 50er-Jahre die DDR in Richtung BRD verlassen mit dem Ergebnis, dass meine Mutter zu ihrem Bruder nur noch einen sehr sporadischen Kontakt hatte.

Ich hatte einmal in den 60er-Jahren an Onkel Gerhard geschrieben, aber leider nie eine Antwort bekommen. Vielleicht hat er meinen Brief auch gar nicht erhalten, denn bekanntlich wurde das Verhältnis der Bürger beider deutscher Staaten zueinander sehr argwöhnisch und mit perfiden Methoden durch die Stasi überwacht.

Persönlich kennengelernt habe ich Onkel Gerhard und seine Familie erst im Juli 1984 bei der Trauerfeier für seine Mutter. Aber selbst da kam kein Gespräch zustande, weil Onkel Gerhard von Onkel Ewald, dem Bruder meiner Großmutter mütterlicherseits, derart in Beschlag genommen wurde, dass selbst meine Mutter kein Wort mit ihrem Bruder wechseln konnte, worüber sie sehr verärgert war.

Natürlich fand ich an der Schule in Lauchhammer-Süd auch einen neuen Schulfreund, Hans-Jürgen, Sohn einer mit meiner Mutter befreundeten Familie. Und es gab für mich einen neuen Schwarm, ein ganz süßes Mädchen namens Helga. Diese dunkelblonde Schönheit erfuhr aber nie von meinen Gefühlen, weshalb es auch nicht zu einer Beziehung kam. Ich war also mehr der stille Genießer.

Weil das 8. Schuljahr für mich so überaus erfolgreich war, wurde ich mit Beginn des Schuljahres 1971/72 gemeinsam mit zwei Mitschülern meiner Klasse (einem Jungen und einem Mädchen) an die EOS „Johannes R. Becher“ im Stadtteil Mitte delegiert. Es war übrigens dasselbe Schulgebäude, in dem schon mein Vater die Schulbank gedrückt hatte. Dort erlebte ich eine recht wechselvolle Zeit.

Vor allem in den Fremdsprachen geriet ich ins Hintertreffen.

In Russisch und Englisch war ich das Schlusslicht der Klasse, was man mir vor allem im Russischunterricht politisch auslegte. Meine Russisch- und Klassenlehrerin, Frau C., fand, ich sei ein Feind der ruhmreichen Sowjetunion und verdiene es daher nicht, in der DDR das Abitur zu machen; jedenfalls nicht im ersten Anlauf. Auf die Idee, mich wegen meiner gleichfalls schlechten Englischleistungen als Feind des NSW (= nichtsozialistisches Wirtschaftssystem) zu bezeichnen, kam Frau C. nicht; das wäre wenigstens die Wahrheit gewesen.

Jedenfalls setzte Frau C. durch, dass ich die EOS nach Abschluss der Vorbereitungsklassen zu verlassen hatte; gegen den erbitterten Widerstand aller anderen Fachlehrer. So endete Anfang Juli 1973 meine zehnjährige Schulzeit mit dem besten Zeugnis aller, die die EOS nach der 10. Klasse verließen, um einen Beruf zu erlernen.

Ich traf meine Mitschüler aus der EOS-Zeit bei einem Klassentreffen 1975 oder 1976 wieder. Inzwischen hatte ich meine Berufsausbildung beendet und war bei der Armee und meine ehemaligen Mitschüler hatten mit ihrem Studium begonnen. Da sie das Abitur in der Tasche hatten, ich aber „nur" einen gewöhnlichen Beruf aufweisen konnte, trat man mir gegenüber ziemlich arrogant auf. Ich habe dieses Klassentreffen in keiner guten Erinnerung behalten.

Viele Jahre später stellte ich einem damaligen Mitschüler aus meiner Klasse, der inzwischen promoviert geworden war, auf Facebook eine Freundschaftsanfrage. Diese wurde abgelehnt. Ich war also längst nicht mehr „standesgemäß“. In einem Lebensroman über den Berliner Arzt Ernst Ludwig Heim (1747-1834), welchen ich zum Abschluss der 10. Klasse von meinen Mitschülern geschenkt bekam, hatte dieser Mitschüler noch mit „Freund Ronald“ unterschrieben. Bei Facebook wollte er es dann nicht mehr sein.

Gern erinnere ich mich aber an die unendlichen und sehr interessanten Diskussionen, die ich mit einem Mitschüler namens Peter in der 9. Klasse über die Quantentheorie der chemischen Bindung (damals Chemiestoff der 11. Klasse) führte. Während er in unseren Gesprächen die Chemie vertrat, steuerte ich das physikalische Rüstzeug bei. Wir hatten dem Chemielehrer auch vorgeschlagen, dass wir für seinen Unterricht Orbitalmodelle der chemischen Bindung bauen möchten, aber dies hat er abgelehnt, weil uns das – nach seiner Meinung – sicherlich überfordern würde.

Orbitale nennt man in der Atomhülle die Räume größter Aufenthaltswahrscheinlichkeit der Elektronen. Sie werden in der Literatur mit Kleinbuchstaben bezeichnet und haben eine charakteristische

Form. Erst vor einiger Zeit ist es gelungen, sie auch experimentell sichtbar zu machen.

Peter hat nach dem Abitur Chemie studiert und er war auch der Einzige, der sich mit mir bei dem erwähnten Klassentreffen unterhalten hatte.

Als ich im Juni 1979 an der Volkshochschule in Wernigerode das Abitur „mit Auszeichnung“ abgelegt hatte, feierte man mich an der EOS. Ein ehemaliger Schüler der EOS habe an der Volkshochschule ein so großartiges Abitur gemacht. Ich habe über diesen verlogenen Nonsens nur müde lächeln können.

Im Februar 1973, also in den dreiwöchigen Winterferien, bereitete ich mich auf die Prüfung zum Erwerb des „Abzeichens für gutes Wissen“ in der Stufe Silber vor. War ich im Vorjahr noch durch diese Prüfung gefallen, wollte ich es diesmal besonders gut machen. Ich besorgte mir also das Staatsbürgerkundelehrbuch der Abiturstufe (Titel: Einführung in den dialektischen und historischen Materialismus) und arbeitete es durch. Ein Philosoph sollte dabei einen besonders nachhaltigen Eindruck auf mich machen: Georg Wilhelm Friedrich Hegel (1770-1831).

Die Prüfung für das Abzeichen legte ich im Mai 1973 – zwei Jahre vorzeitig – in der Stufe „Gold“ ab, aber Hegel blieb für mich noch viele Jahre hindurch ein harter, unbezwinglicher Brocken. Wieder und wieder versuchte ich, mich ihm zu nähern.

Erst im Jahre 1981 fiel mir das Büchlein „Die Philosophie Hegels“ des sowjetischen Philosophen Theodor Iljitsch Oiserman (1914-2017) in die Hände; noch heute habe ich es im Besitz. Diese Lektüre war für mich die totale Offenbarung, geradezu ein „innerlicher Vorbeimarsch“.

Damit hatte ich mir einen Zugang zu Hegel endlich erschlossen und ich lese ihn bis heute mit einigem Verständnis. Man muss Hegel sehr langsam lesen und sich wirklich nach jedem Absatz fragen, was man eigentlich gerade gelesen hat, um die Hegelschen Gedanken mit eigenen Worten rekapitulieren zu können. Dann kommt man dem Meister auch auf die Schliche und sieht die Welt mit seinen Augen, was sehr gewinnbringend sein kann.

Neben den Werken der deutschen Klassik wurden im Deutschunterricht auch Werke der Stilrichtung des sog. sozialistischen Realismus behandelt. Ganz besonders ein Werk steht für diesen: „Wie der Stahl gehärtet wurde“ von Nikolai Alexejewitsch Ostrowski (1904-1936). Ich habe Ostrowski immer dafür bewundert, dass er diesen Roman im Zustand der völligen Blindheit mittels einer Schablone verfasst hat, aber seinen Hauptthelden, Pawel Kortschagin, habe ich nie gemocht. Kortschagin hat es doch tatsächlich fertiggebracht, seine große Liebe der proletarischen Revolution zu opfern, was ich ihm niemals verzeihen konnte und wollte. Im Leben wäre ich nie auf die Idee gekommen, auch nur eine meiner (Brief-)Freundschaften mit Mädchen irgendeiner Politik zu opfern; und sei sie auch noch so gerecht. Hier konnte Kortschagin kein positives Vorbild für mich werden.

Dies war also meine Schulzeit, der sog. „Ernst des Lebens“. Es ging auch gleich weiter mit der ganzen Lernerei, denn die Berufsausbildung stand an. Aber bevor ich im 2. Teil meiner Erzählung dazu komme, überspringe ich vorerst chronologisch die berufliche Ausbildung und berichte zunächst über die Armeezeit und meine eigene Ehe und Familie.

Kapitel 4: Armeezeit

Das Jahr 1975 war geopolitisch und militärisch gesehen ein durchaus friedfertiges, welches dem Weltfrieden einen Sieg brachte und dem Miteinander der Systeme einen entspannteren Charakter verlieh.

Der unsägliche Vietnamkrieg ging am 30.04.1975 für die USA endlich verloren und am 01.08.1975 kam es in Helsinki zur Unterzeichnung der KSZE-Schlussakte. Bekannt geworden ist das Foto, welches Erich Honecker (1912-1994), neben Bundeskanzler Helmut Schmidt (1918-2015) und dem US-Präsidenten Gerald Ford (1913-2006) sitzend bei der Unterzeichnung der Schlussakte zeigt.

Alle diese positiven Zeichen haben aber nicht verhindert, dass die Armeen dieser Welt weiterhin Wehrpflichtige einzogen.

Es gab in der Nationalen Volksarmee (NVA) der DDR pro Jahr zwei Einberufungszeiträume: im Frühjahr (Mai) und Herbst (November). Demzufolge waren für die Monate April und Oktober Entlassungen aus dem aktiven Wehrdienst vorgesehen. Grundlegendes Prinzip war das der ständigen Gefechtsbereitschaft; diesem hatte sich buchstäblich alles unterzuordnen. So musste immer eine entsprechende Personalstärke in den militärischen Objekten vorgehalten werden; mit allen sich daraus ergebenden Konsequenzen für die kasernierte

Unterkunft der Armeeangehörigen. Sogenannte „Außenschläfer“ waren daher grundsätzlich nur Berufssoldaten, die sich für eine 10- bzw. 25-jährige Dienstzeit verpflichtet hatten.

Das erwähnte Prinzip der ständigen Gefechtsbereitschaft resultierte aus den Aufgaben der NVA innerhalb des Militärbündnisses des Warschauer Vertrages auf der Basis der exponierten Lage der DDR im Verhältnis zur BRD als NATO-Mitglied.

Für mich begann nun also am 05. Mai 1975, einem Montag, die Armeezeit. Ich hatte mich für drei Jahre verpflichtet, weniger aus Überzeugung von der Sache des Sozialismus und auch nicht, weil ich irgendwann studieren wollte, sondern wohl eher, um meiner Mutter „eins auszuwischen“. Sie war nämlich darüber wenig erfreut. Wegen meiner Vorbildung als Apothekenfacharbeiter und meines ausgeprägten Interesses an der Medizin wollte ich diese drei Jahre im medizinischen Dienst der Armee absolvieren. Jedenfalls hatte ich mich unter dieser Maßgabe für diesen Zeitraum für einen längeren Wehrdienst entschieden. Nach der Grundausbildung sollte sich diese Entscheidung als richtungsweisend für meine Armeezeit erweisen, worüber noch zu berichten sein wird.

Gemäß dem „Einberufungsbefehl“, den ich etwa Mitte April 1975 erhielt, hatte ich mich an der Unteroffiziersschule der Landstreitkräfte „Paul Fröhlich“ in Zwickau einzufinden.

Es ging also am Einberufungstag in aller Frühe mit dem Zug von Lauchhammer-West über Leipzig nach Zwickau. Dieser Zug war erwartungsgemäß voller Neueinberufener, was sich im Verlaufe der Reise bei jedem Umstieg noch verstärkte. Jeder war irgendwohin einberufen worden. Der Schaffner hatte leichte Arbeit, denn der Einberufungsbefehl galt als Fahrkarte für die 2. Klasse, egal, wie weit der Wohnort vom Zielort entfernt war.

Irgendwann trafen wir also in Zwickau ein und das Erste, was uns begegnete, war ein schroffer und ungewohnter Befehlston. Keine freundliche Begrüßung, keine Frage, ob die Fahrt angenehm war, oder andere zivile Gepflogenheiten. Die Armee hatte vom ersten Augenblick an Besitz von uns ergriffen.

Mit dem Lkw ging es vom Hauptbahnhof zum militärischen Objekt, der Unteroffiziersschule inmitten der Stadt. Dort begann ein großes Selektieren. Manche blieben an der Schule in Zwickau, andere wurden (wieder auf dem Lkw) zur Außenstelle ins sächsische Schneeberg weitertransportiert. Ich gehörte zu den anderen.

In Schneeberg angekommen, ging es auf die „Buden“ und von dort auch gleich zur B/A-Aktion (B/A = Bekleidung und Ausrüstung). Danach hatten wir einen Riesenberg an Bekleidungs- und Ausrüstungsgegenständen vor uns liegen, den es nach militärischen Maßstäben in einem gefühlt viel zu kleinen Spint unterzubringen galt. Jeder Leser, der gedient hat, möge dieses deprimierende Bild vor sich wieder erstehen lassen.

Man war und ist auch bis heute immer noch davon beeindruckt, wie viel man in einer noch so kleinen Tüte verstauen konnte und noch kann. Ich glaube, das hat was mit meinem großen B/A-Berg und dem kleinen Spint bei der Armee zu tun. Selbst das „Päckchen bauen“ beim Zusammenlegen der Wäsche auf dem Hocker am Fußende des Bettes habe ich später für bis heute ins Zivilleben mitgenommen.

Nachdem diese Prozedur endlich erledigt und vor allem auch das Bett auf Kante „gebaut“ war, mussten wir uns vom letzten Rest des zivilen Lebens trennen: den Zivilklamotten, die wir auf dem Leib trugen. Diese wurden auf Armeekosten nach Hause geschickt und es begann das uniformierte Leben.

Als Nächstes trafen wir uns in der Waffenkammer, um die „Braut des Soldaten“, die Waffe, zu empfangen. Es war ein sowjetisches Sturm- und Maschinengewehr vom Typ Kalaschnikow (AK-47 Typ II), wobei man in der NVA diese Waffe eher als Maschinenpistole bezeichnete.

Mit seiner „Braut“ war jeder von uns für den Rest des Tages beschäftigt, denn sie wollte natürlich auf das Gründlichste zerlegt, gereinigt und wieder zusammengebaut werden, was ein mehrmaliges Üben erforderte.

Die nachfolgende Grundausbildung umfasste im Wesentlichen die Fächer GWA (= gesellschaftswissenschaftliche Ausbildung), MKE (= militärische Körperertüchtigung), Exerzieren sowie Strategie und Taktik bei Gefechtshandlungen.

Das Fach GWA fiel mir am leichtesten, war es doch im Kern eine Wiederholung des Stoffes des Faches Staatsbürgerkunde während der Berufsausbildung bzw. all dessen, was ich mir bereits im Februar 1973 in Vorbereitung der Prüfung zum „Abzeichen für gutes Wissen“ selbst beigebracht hatte.

MKE war für mich das Schreckgespenst schlechthin; meine Leistungen darin waren sehr schlecht. Vor allem die Sturmbahn war mir verhasst, habe ich sie doch eigentlich nie überwinden können. Spätestens an der Eskaladierwand war für mich Schluss und solche Dinge wie der „Fuchsbau“, den man nur im Überschlag verlassen durfte, lassen noch heute einen Schauer über meinen Rücken laufen.

Das Exerzieren, manchmal mit dem Absingen von Soldaten- und Kampfliedern verbunden, hatte für mich nur insofern Bedeutung, als dort meine Gesangseigenschaften positiv auffielen und ich den „Befehl“ erhielt, dem Soldatenchor beizutreten. Diesen Befehl habe ich gern befolgt und er bescherte mir viele schöne Stunden des gemeinsamen Gesangs. Es gab also für mich auch angenehme Glücksmomente in der Frühzeit meines Wehrdienstes.

An der Strategie- und Taktikausbildung, die in der Umgebung von Schneeberg erfolgte, hatte ich nur wenig Interesse, denn die körperlichen Anstrengungen erinnerten mich sehr an die bei der MKE und für das laute Herumgebrülle der Kommandosprache war ich irgendwie nicht geschaffen. Ich war immer ein Freund der leisen Töne und deshalb für das Militärische reichlich ungeeignet.

Ein besonders schlimmer Tag war für mich der Tag der Vereidigung. Wir nahmen kompanieweise Aufstellung und leisteten feierlich den Fahneneid der NVA. Danach war Freizeit „befohlen“. Diese verbrachte ich allein auf der Bude. Meine Kameraden hatten Besuch von ihren Familien, Freunden und Angehörigen und waren im Ort unterwegs. Nur zu mir kam keiner. Ich stand allein in der Bude am Fenster und blickte in die zivile Freiheit außerhalb des Objektes. Ich habe Rotz und Wasser geheult, weil ich mir so unendlich verlassen vorkam. Nie im Leben werde ich diesen grauenvollen Moment vergessen.

Dennoch habe ich die Grundausbildung erfolgreich bewältigen können. Nach Abschluss dieser Etappe erfolgte eine Selektierung, deren Sinn sich mir allerdings nie erschließen sollte. Einige meiner Kameraden wurden sogar in den Grundwehrdienst von 18 Monaten zurückgestuft und in andere Truppenteile versetzt. Für mich stellte sich heraus, dass man mich zum Mot.-Schützen am Stützpunkt in Schneeberg ausbilden wollte.

Daraufhin habe ich meine Vorgesetzten energisch und mit Nachdruck darauf hingewiesen, dass ich mich für drei Jahre Med. Dienst verpflichtet habe, und betonte, dass ich von meiner Verpflichtung Abstand nehmen würde, wenn man mich für diese Verwendung nicht mehr vorsieht. Meine Vorgesetzten lenkten recht widerwillig ein und ich wurde zum Sanitätsunteroffizier ausgebildet.

Für DDR-Verhältnisse war unter militärischen Bedingungen mein Verhalten an dieser Stelle mutig, ja schon beinahe frech, aber ich hatte mich erfolgreich und selbstbestimmt durchgesetzt, was doch im Nachhinein die Hauptsache war. Als Mot.-Schütze vielleicht drei Jahre lang Wache schieben zu müssen, ist mir bis heute eine unerträgliche Vorstellung. Der Wachdienst war nämlich der Hauptverwendungszweck von Mot.-Schützen bei der NVA.

Zur Ausbildung zum Sanitätsunteroffizier kehrte ich in das Hauptobjekt der Schule nach Zwickau zurück und wurde dort in die entsprechende Ausbildungskompanie eingegliedert.

Die Ausbildungsfächer waren im Wesentlichen eine Fortsetzung der Grundausbildung, wobei jetzt in Strategie und Taktik mehr medizinische Aspekte (z. B. die Entfaltung eines Regimentsverbandsplatzes) zum Tagen kamen. Hinzu traten aber auch medizinische Fächer wie Anatomie, Physiologie, Krankheitslehre und Pharmakologie; alles unter dem Oberbegriff „Militärmedizin“. Für mich waren diese Dinge hoch interessant, wobei ich meine Vorbildung als Apothekenfacharbeiter gut einbringen konnte.

Während der Sanitätsausbildung gab es ein Schlüsselerlebnis, welches mich bewog, bei der Armee Medizin zu studieren zu wollen und Militärarzt zu werden. Bei der sportlichen Abschlussprüfung hatte sich ein Kamerad einen Lungenriss zugezogen. Kernpunkt dieser Prüfung war der sog. „Härtetest“, ein 15-km-Marsch mit voller Ausrüstung, also dem zweiteiligen Sturmgepäck, Stahlhelm und der Kalaschnikow (davon 6 Kilometer unter der TSM = Truppenschutzmaske) mit anschließender kollektiver Überwindung der Sturmbahn, und dies alles unter Zeitvorgabe (!). Da ich zu diesem Zeitpunkt im Med. Punkt eingesetzt war (von besagter Prüfung war ich aus gesundheitlichen Gründen befreit, was mich vielleicht vor schlimmen physischen und psychischen Schäden bewahrte), war ich daran beteiligt, wie diesem Kameraden das Leben gerettet wurde und er auf den Transport in das nahe gelegene Bezirkskrankenhaus von Zwickau vorbereitet worden ist. Auf diesem Transport habe ich ihn dann begleitet und die lebenserhaltenen Maßnahmen fortgeführt. Dieses Erlebnis hat sich mir nachhaltig eingeprägt.

Nach bestandener Prüfung erfolgte die Ernennung zum Unteroffizier und die Versetzung in die Truppe. Wir haben also alle unsere „Seesäcke" gepackt und per Lkw ging es hinaus ins Land. Mich verschlug es in das bei Berlin gelegene Bernau. Nachfolgende Stationen waren Fürstenwalde/Spree, Torgau an der Elbe und Blankenburg im Harz. Mein Truppenteil war das Baupionierregiment 6; nicht zu verwechseln mit den als „Spatensoldaten" bekannten Bausoldaten, wie man in der DDR die Wehrdienstverweigerer bezeichnete.

Das „Empfangskomitee" in Bernau bildeten die EKs. EK steht für „Entlassungskandidat", also ein Armeeangehöriger, der sich im letzten Diensthalbjahr befindet, unabhängig davon, ob er den 18-monatigen Grundwehrdienst absolviert oder sich für länger verpflichtet hatte. Sie grölten ihre Parolen, winkten mit ihren Maßbändern, auf denen die noch zu dienenden Tage exakt markiert waren und betitelten uns als „Tagesschweine", denn Tage hatten wir noch genug zu dienen (bei drei Jahren Dienstzeit waren es ca. 1000 Tage und bei zehn Jahren als Berufsunteroffizier entsprechend deutlich mehr). Die EK-Bewegung begleitete mich fortan in meiner gesamten Militärzeit, wenn auch in abgeschwächter Form. Irgendwann sollte ich selbst ein Teil davon werden, denn niemand konnte und wollte sich dem auf Dauer entziehen. Die gelegentlich beschriebenen Auswüchse dieser militärischen Besonderheit (z.B. „Schildkröte“ oder „Musikbox“) kenne ich nur aus Erzählungen, weshalb ich hier nicht näher darauf eingehen möchte.

Ich hatte von August bis Oktober 1975 keinen Urlaub mehr bekommen und tat meinem neuen Vorgesetzten, dem Chef des Med. Punktes im Standort Bernau, Major Dr. K., so leid, dass er mich erst einmal umgehend in den Urlaub „befahl“. Aus diesem Urlaub schmuggelte ich eine Flasche „Boonekamp“ in das Objekt, was schon mal verboten war. Aber jeder Neuankömmling hatte auf seiner Bude den Zimmergenossen eine Lage zu spendieren. Andernfalls war man bei den EKs gleich wieder Mode. Ich hatte keine Ahnung, was das für ein Getränk war, welches ich da ins Objekt brachte und meine beiden „Raumteiler“ wohl auch nicht. Wir ließen uns die Sache schmecken und schafften wohl auch die ¾-Liter-Flasche an einem Abend. Ergebnis: Einer meiner beiden Zimmergenossen kam am nächsten Tag nicht von der Toilette herunter und ich habe mich tagelang geschämt für diese Missetat. Wie ein räudiger Kater schlich ich im Objekt umher. Aber irgendwann hatten wir drei uns ausgesprochen und wurden gute Freunde und Kameraden, auch wenn sich unsere Wege bald trennen sollten, was für militärische Verhältnisse nicht ungewöhnlich war.

Ich versah nun meinen Dienst im Med. Punkt, was mir doch eine exponierte Stellung im Unteroffizierskorps verschaffte. Man war wer.

Ich assistierte bei den Sprechstunden, die Major Dr. K. durchführte, und versorgte die Patienten in den Krankenzimmern des Med. Punktes.

In regelmäßigen Zeitabständen kam ein Zahnarzt aus Bernau ins Objekt und führte seine Sprechstunden durch. Auch ihm assistierte ich, war also „stomatologische Schwester“. Ich rührte halt die Zubereitungen an, die der Zahnarzt meinen Kameraden in die Zähne schmierte. Es kam nie vor, dass ein Kamerad wieder auf der Matte stand, weil ihm eine Füllung herausgefallen war. Wir hatten also alles richtig gemacht.

Einen Vorfall gab es aber, als dem Zahnarzt eine kleine Interdentalbürste aus der Hand glitt und im Rachen des Kameraden verschwand. Sie kam auf dem geschlossenen Kehlkopfdeckel zu liegen, wurde also nicht verschluckt und es bestand Erstickungsgefahr, denn die Luftröhre war verschlossen. Wie gebannt stand ich neben dem Behandlungsstuhl, während der Zahnarzt mit ruhiger Hand und einer Pinzette die Bürste wieder ans Tageslicht beförderte. Da hatten wir noch einmal Glück gehabt.

Insgesamt hat mir der rein medizinische Teil meiner Tätigkeit im Med. Punkt sehr viel Freude bereitet und ich konnte meine medizinischen Kenntnisse erweitern.

In meiner Freizeit entdeckte ich mein Interesse an der elektronischen Musik, was ich mir seither bewahrt habe. Insbesondere die Düsseldorfer Band

„Kraftwerk“ zog mich in ihren Bann. Irgendwie hatten wir uns einen Tonträger dieser Band besorgt und immer, wenn der Titel „Radioaktivität“ erklang, verfiel ich in Trance. Besonders, wenn draußen alles dunkel und leise war. Wenn nicht, wurden wenigstens die Fenstervorhänge zugezogen. Allerdings führte mich dieser Titel nicht in die Enge des Atoms, wo die Radioaktivität ja herkommt, sondern ich schwebte in Gedanken durch die unendlichen Weiten des Universums. Ich war dem Hier und Jetzt entglitten.

Ebenfalls in Bernau fand ich einen Kameraden, mit dem ich gern und viel über Fragen der Theoretischen Physik diskutierte. Sein Vater war Professor für dieses Fach an der TU in Magdeburg und er wollte auch Physik studieren. Die Diskussionen mit dem Kameraden, die stets leidenschaftlich und unglaublich hart in der Sache erfolgten, waren für mich eine Quelle weiterer Gedanken theoretisch-physikalischer Natur, die mich bis heute verfolgen und inspirieren.

Wir interessierten uns insbesondere für die Einheitliche Feldtheorie der Elementarteilchen, an der Werner Heisenberg (1901-1976) seit den 50er-Jahren arbeitete. Dabei vertieften wir uns so sehr in diesen Gegenstand, dass mich der Kamerad Anfang Februar 1976, als ich aus dem Urlaub kam, nicht mit „Guten Tag“ begrüßte, sondern mit der

Information, Heisenberg sei gestorben. Das hat mich damals tief berührt.

Von Bernau aus folgte der Umzug nach Fürstenwalde an der Spree, wo ich ca. drei Monate verweilte. Auch dort war ich im Med. Punkt. Mein neuer Vorgesetzter war der Hauptmann Körner, der von allen wegen seines Familiennamens nur „Theo" genannt wurde; nach Theodor Körner (1791-1813). Irgendwie war „Theo" (den ich allerdings nie so nannte und auch nicht nennen durfte!) mehr Zivilist als Militär; jedenfalls im Gegensatz zu Major Dr. K., der bald nach meinem Weggang aus Bernau recht jung verstarb, was mich sehr traurig machte. Jedenfalls blieb Theo für den Rest meiner Armeezeit an meiner Seite als unmittelbarer Fachvorgesetzter im medizinischen Dienst.

In Fürstenwalde legte ich meine Prüfung zur Erlangung des NVA-Klassifikationsabzeichens in der niedrigsten Stufe III ab. Der theoretische Teil erstreckte sich über Fragen zur Anatomie und Physiologie der Niere und in der Praxis wurden pflegerische Aspekte abgefragt. Hier stand also die Medizin eindeutig im Vordergrund und die Physik trat etwas zurück. Ich fand auch nie wieder während der Armeezeit einen Kameraden, wie in Bernau, mit dem ich tage- und nächtelang über Physik diskutieren konnte. Erst im Studium sollte ich wieder einem solchen Diskussionspartner begegnen, aber dazu später mehr.

Mit einer dreiwöchigen Dauer war mein Aufenthalt in Torgau recht kurz; eigentlich hätte sich das Auspacken der stets mitgeführten sehr umfangreichen Bekleidung und Ausrüstung nicht gelohnt. Von Torgau ging es dann in den Harz nach Blankenburg, meiner letzten Station während der Armeezeit.

Unser Objekt lag am Fuße des Regensteins, einem Berg mit einer Gaststätte drauf und sehr schöner Aussicht über die Umgebung. In Blankenburg bestand eine enge Kooperation mit dem VEB Schachtbau Nordhausen. Dieser Betrieb rammte Stollen in den Berg. Ich hatte selbst die Gelegenheit, einmal einen solchen Stollen zu befahren, und war sehr beeindruckt auch von der verwendeten überdimensionierten Technik. Niemand wusste, wozu diese Stollen einmal dienen würden. Vielleicht zur Stationierung von Atomwaffen? Dem damaligen Zeitgeist hätte dies entsprochen. Ich glaube, nach der Währungsunion vom 01.07.1990 wurde das ungültig gewordene DDR-Geld darin gelagert.

Jedenfalls interessierten sich auch die westlichen Alliierten dafür. Die Engländer waren mal zu Besuch. Ein Kamerad, der gerade Wache schob, riss den Schlagbaum hoch und ließ die Engländer passieren. Sie drehten ihre Runde, fotografierten alles und verschwanden durch den immer noch geöffneten Schlagbaum. Und jetzt kommt das Erstaunliche:

Der Kamerad wurde für diesen Fauxpas nie zur Verantwortung gezogen.

Der Med. Punkt lag außerhalb des eigentlichen Militärobjektes. In seinen Räumlichkeiten saß auch der Betriebsarzt des VEB Schachtbau Nordhausen. Neben dem Med. Punkt war die Telefonzentrale des Militärobjektes in der gleichen Baracke untergebracht. Das hatte den Vorteil, dass wir allerlei machen konnten, ohne dass der diensthabende OvD (= Offizier vom Dienst) etwas mitbekam. „Nordhäuser Doppelkorn" und die „Hasseröder Truthahnbrühe" waren manchmal unsere Grundnahrungsmittel, wenn der Med. Punkt und die Telefonzentrale zusammensaßen. „Hasseröder Truthahnbrühe" nannten wir das Hasseröder Bier, auf dessen Etikett sich noch heute der Truthahn befindet.

Der Kamerad in der Telefonzentrale stammte aus der Gegend von Zerbst. Eines Tages, nachdem wir wieder wohl dosiert unseren Doppelkorn und unsere „Brühe" getrunken hatten, kam er auf den Gedanken, bei einer LPG (= Landwirtschaftliche Produktionsgenossenschaft) anzurufen. Er stellte sich mit den Worten „guten Tag. Hier ist die zentrale Erntetechnik Zerbst. Wir wollten fragen, ob ihr noch Mähdrescher für eure Ernte braucht" vor.

Am anderen Ende hieß es: „Moment mal. Wir müssen unseren Vorsitzenden fragen." Nach einer Weile des Wartens, in welchem wir unser Gelächter kaum noch unterdrücken konnten, antwortete man uns, man brauche keine Mähdrescher mehr. Wenn die LPG noch Mähdrescher gebraucht hätte, dann hätten wir natürlich die Bestellung pflichtbewusst aufgenommen. Die würden noch heute auf die Gerätschaften warten.

Gemessen daran, was sich an deutschen Telefonen heute gelegentlich abspielt, war unser Telefongag in der zweiten Hälfte der 70er-Jahre noch erfrischend harmlos, zumal die LPG keine weitere Unterstützung für ihre Ernte brauchte.

Übrigens haben wir unseren Korn und unsere „Brühe“ auch gelegentlich in der Gaststätte auf dem Regenstein zu uns genommen. Vollgetankt haben wir uns dann auf den Boden gelegt und den Berg einfach herunterrollen lassen. Wir landeten direkt vor der Objektwache, schlichen in unsere Betten und waren für den Rest des Tages nicht zu sprechen.

Obwohl ich zur Ausübung der Heilkunde in keinster Weise qualifiziert war (Theo war es übrigens auch nicht, denn wir hatten beide die Medizin nicht studiert), habe ich in seiner Vertretung oft Sprechstunden durchgeführt. Nach eigenem Gutdünken habe ich meine Kameraden behandelt und wenn ich nicht weiterwusste, sie an die Poliklinik in Blankenburg überwiesen. Die ortsansässigen Ärzte wurden gut von mir mit Patienten versorgt; immer mit Verdachtsdiagnosen versehen, die in aller Regel sogar richtig waren. Natürlich förderte das sehr mein

Selbstbewusstsein, denn ich wollte ja noch immer Militärarzt werden.

Was mir hierfür fehlte, war das Abitur. Ich begann also im Oktober 1977 mit vierwöchiger Verspätung einen Abiturlehrgang an der Volkshochschule in Wernigerode, d.h. das Schuljahr hatte bereits im September begonnen.

Es war ein dem Abitur an einer EOS allerdings gleichgestelltes Rumpfabitur, welches die Fächer Mathematik, Deutsch, Chemie, Physik, Geografie, Staatsbürgerkunde und Russisch umfasste. Fakultativ waren noch Englisch und Biologie. Ich habe meinem Studienwunsch Militärmedizin folgend alles belegt. Dieser Lehrgang war für mich sehr erfolgreich. Im Juni 1979 legte ich das Abitur mit dem Prädikat „Mit Auszeichnung“ ab.

Ein Mitschüler von mir im Abiturkurs belegte das fakultative Fach Biologie, um nicht nach dem Unterricht eine Stunde lang an der Bushaltestelle warten zu müssen. Das Abitur in diesem Fach legte er mit einer „1“ ab; für seine angestrebte Studienrichtung war der Aufwand aber nicht erforderlich.

Für das Studium der Militärmedizin war als Aufnahmeprüfung an der Militärmedizinischen Sektion der Ernst-Moritz-Arndt-Universität in Greifswald (der einzigen Ausbildungsstelle) eine Sportprüfung zu bestehen. Diese Prüfung fand im Mai 1978 statt, also nach dem Ende meines auf drei Jahre festgesetzten Wehrdienstes. Ich musste mich also zunächst für ein Jahr nachverpflichten. Die Prüfung bestand ich nicht und im April 1979 endete daher meine Armeezeit.

Ich schied mit dem Dienstgrad „Unterfeldwebel", der mir am 07.10.1977 verliehen wurde, aus der Armee aus. Durch ein Versehen meiner Vorgesetzten erhielt ich die „Reservistenmedaille der NVA" in Bronze, die allerdings für Grundwehrdienstleistende bestimmt war. Entsprechend der von mir geleisteten Dienstzeit war die Medaille in Silber vorgesehen. Also forderte ich diese auch der guten Ordnung wegen ein.

Es bleibt ein ärgerlicher Umstand, dass ich mich nach westdeutschem Verständnis, welches uns Ostdeutschen bar jeglicher Vernunft in allen Lebensbereichen übergestülpt wurde, nicht „Unterfeldwebel der Reserve" nennen darf. Nach diesem Verständnis habe ich nämlich nicht in einer deutschen Armee gedient, weil ich mehr als 18 Monate Uniformträger der NVA war. Deutsche Armeen seien z.B. die Wehrmacht oder die Bundeswehr. Mit diesen beiden kann ich jedoch nicht dienen und das ist auch gut so!

Mit dem Nichtbestehen der Prüfung zum Studium der Militärmedizin verlor ich für viele Jahre jegliches Interesse an der Medizin, welches mich seit dem fünften Lebensjahr begleitet hatte. Die Physik übernahm das Ruder und ist heute die Dominante meiner Interessen. Sie sagt mir, was ich glauben darf und was ich besser gleich wieder vergessen solle.

Zwischen mir und Theo sollte es während der gemeinsamen Dienstzeit in Blankenburg fast zum Zerwürfnis kommen. Theo hatte mir Osterkarten für seine Verwandtschaft mitgegeben, die ich außerhalb der Kaserne in den Briefkasten werfen sollte. Ich steckte die Karten in die Manteltasche und vergaß sie völlig. Theo hatte sich schon mit der Verwandtschaft überworfen, weil die keine Osterkarten erhielten, als ich mit Schrecken feststellte, dass ich die Karten noch bei mir trug. Als ich ihm dies reumütig beichtete, sprachen wir mehrere Tage kein Wort miteinander. Mein schlechtes Gewissen plagte mich so wie damals, als ich meinen Kameraden in Bernau mit dem Boonekamp auf die Toilette schickte.

In meinem letzten Dienstjahr reifte in mir der Entschluss, der SED beitreten zu wollen. Einer Aufnahme in diese Partei war immer ein sogenanntes Kandidatenjahr vorgeschaltet, indem jeder auf Herz und Nieren geprüft wurde, ob er es wert sei, in die SED aufgenommen zu werden. Ich besorgte mir also das entsprechende Aufnahmeformular und es passierte monatelang erst einmal nichts. Auf Nachfrage erfuhr ich, dass mein Antrag verloren gegangen war. Ich stellte einen neuen und diesmal hatte ich mehr Glück. Wenige Zeit später erhielt ich im

Verteidigungsministerium in Strausberg bei Berlin feierlich meine Kandidatenkarte.

Viele Ostdeutsche meinen, sie seien von der SED regelrecht verfolgt worden, um endlich in die Partei einzutreten, was im Einzelfall auch so gewesen sein mag. Manch einer flüchtete in eine der sogenannten Blockparteien (CDU, LDPD, NDPD). Ich kann das alles für mich nicht bestätigen. Im Gegenteil, ich hatte immer das Gefühl, der SED hinterhergelaufen zu sein. Man wollte mich nie wirklich. Als Kandidat nicht und als Mitglied schon überhaupt nicht.

Eine Sache muss ich erwähnen, die mit dem Militär nichts zu tun hat, aber erwähnt werden soll, weil sie während der Armeezeit einfach stattfand: mein Verhältnis zum weiblichen Geschlecht. Von weiblichen Zivilangestellten abgesehen war die NVA eine reine Männerarmee.

Ich hatte mehrere Brieffreundschaften mit Mädchen und war sogar eine Art Berater für meine Kameraden in diesen Fragen. Ich habe so manche Partnerschaft geschmiedet und bei mancher dafür gesorgt, dass sie (besser) gar nicht zustande kam. Einige dieser Mädchen habe ich sogar besucht. Quedlinburg, Erfurt, Querfurt, Bad Saarow und Großenhain waren meine Stationen.

Besonders gern erinnere ich mich an meine Brieffreundin in Erfurt, namens Cornelia. Ein wunderschönes Mädchen. Sie war in der Ausbildung zur Kinderkrankenschwester an der Medizinischen

Akademie in Erfurt, ihre Schwester studierte Mathematik auf Lehramt an der Pädagogischen Hochschule und ihr Vater war Offizier im Range eines Oberstleutnants in Erfurt. Er ging später an die Militärakademie nach Dresden. Der Mann war auch unser Verhängnis. So redete er mich einmal beim Frühstück mit „Genosse Unteroffizier“ an, was ich als reichlich abstoßend und deplatziert empfand.

Als Unteroffizier war ich wohl nicht „standesgemäß“ und deshalb bewirkte er, dass meine Liebe zu seiner Tochter keine Zukunft fand. Ich hatte lange und sehr schwer an dieser Trennung zu tragen.

Viele Männer, gerade in den neuen Bundesländern, betrachten die Armeezeit noch heute als Stillstand in der eigenen Entwicklung und leiten dieses negative Gefühl aus der Wehrpflicht, der strikten Unterordnung nach militärischen Maßstäben und der Befolgung anscheinend unsinniger Befehle ab. Das selbstbewusste Denken und Handeln sei quasi ausgeschaltet gewesen.

Nicht so bei mir. Ab 1998 war ich für einige Jahre in psychotherapeutischer Behandlung und mein Therapeut sagte mir einmal, die Einberufung hätte bei mir eine kriminelle Entwicklung verhindert.

Tatsächlich gab es in meinen ersten Jahren der Schulzeit Situationen, in denen ich in der Verwandtschaft und in Lebensmittelgeschäften zum Dieb wurde; allerdings wegen meines Alters ohne strafrechtliche Konsequenzen. So stahl ich meinem

Cousin Axel, dem Sohn einer Schwester meiner Mutter, seinen Patronenfüllhalter, weil ich auch so ein Ding besitzen wollte und mir meine Eltern diesen Wunsch mit Sicherheit nie erfüllt hätten. Nicht auszudenken, wie mein Leben ohne Armeezeit verlaufen wäre!

Trotz der erwähnten Unterordnung und Befehlsbefolgung bin ich bei der Armee in den Stand versetzt worden, mein Leben selbstbestimmt in die eigenen Hände zu nehmen.

Abschließend muss ich sagen, dass die Armeezeit für mich keine Zeit des Stillstandes war. Manchmal sehe ich den 05.05.1975 sogar als den Tag meiner zweiten, wirklichen Geburt an.

So fällt mein wirklicher Geburtstag auf den 61. Todestag von Friedrich Engels (1820-1895) und mein hier angenommener Geburtstag auf den 157. Geburtstag von Karl Marx (1818-1883). Beide, Marx und Engels, sollten auch eine große Rolle in meinem Leben spielen, wobei ich Engels näherstand; er war der verständlichere von beiden.

In der zweiten Hälfte der 80er-Jahre erhielten wir gediente Reservisten der NVA einen sog. „Mobilmachungsbefehl“. Dieser wäre im „Ernstfall“ aktiviert worden. Ende 1989/Anfang 1990 habe ich diesen Befehl an das Wehrkreiskommando zurückgeschickt und betont, dass ich für einen Wehrdienst in der Bundeswehr nicht zur Verfügung stehe, obwohl ich damals im wehrfähigen Alter war.

Ich müsste vom Glauben abfallen, wie der Volksmund sagt, wollte ich der Bundeswehr jemals irgendwelchen Wert in meinem Leben zubilligen.

Wenige Monate nach dem Ende meines Wehrdienstes und dem Bestehen der Abiturprüfungen wartete aber bereits die nächste große Herausforderung auf mich: das Studium der Pharmazie an der Universität in Greifswald, worüber ich im 8. Kapitel berichten werde.

Gerade ging es um meine Mädchenbekanntschaften. Im nächsten Kapitel geht es um das, was sich daraus entwickelt hat: meine Ehe und eigene Familie.

Kapitel 5: Ehe und Familie

In diesem Kapitel möchte ich schildern, wie ich – herkommend aus der kaputten Ehe meiner Eltern – selbst zu einer Ehe und Familie fand und sich die Dinge für mich zum Guten entwickeln sollten.

Im gewissen Sinne sind die Eltern immer ein Vorbild, wenn man selbst eine Ehe eingeht und eine Familie gründet. Auch meine Eltern waren für mich Vorbilder: Sie haben mir gezeigt und vorgelebt, wie man es garantiert nicht machen sollte. Ein negatives Vorbild ist eben auch ein Vorbild.

Im März 1983 fiel mir in der Tageszeitung „Junge Welt“ die Annonce eines Mädchens auf, die sofort meine Aufmerksamkeit in Anspruch nahm. Die „Junge Welt“ hatte ich selbst gar nicht abonniert, sondern mir an diesem Tage von anderen Kommilitonen nur ausgeliehen.

Nach unsäglicher Diskussion mit einem meiner „Raumteiler“ (also Mitbewohner auf der Studentenbude), mit dem ich mich oft und gründlich über Gott und die Welt herumstritt, fasste ich wenige Tage, bevor ich mir die Zeitung auslieh, den Entschluss, dem ersten Mädchen, welches mit marxistisch-leninistischer Weltanschauung eine Anzeige in die Zeitung setzt, zu schreiben. Diesem Mädchen begegnete ich nun in der besagten Ausgabe der „Jungen Welt“.

Der Name des Mädchens war Astrid; geboren am 10.04.1961 in Hennigsdorf. Sie wohnte in Bärenklau, einem kleinen Ort am nördlichen Stadtrand von Berlin, im Kreis Oranienburg gelegen. Heute ist dieser Ort ein Teil der Gemeinde Oberkrämer und liegt im Landkreis Oberhavel.

Für mich war der Beginn jeglicher Brieffreundschaft stets mit einem Unsicherheitsfaktor verbunden. Es galt immer, zwei Hürden zu nehmen. Und es waren große Hürden. Zum einen war ich nie sonderlich fotogen und zum anderen haben meine Interessengebiete oft genug abstoßend gewirkt. Theoretische Physik und Philosophie – wer bitte schön beschäftigt sich schon freiwillig mit solchen abstrusen Dingen?!

Aber diese beiden Hürden konnte ich bei Astrid erfolgreich nehmen und so entwickelte sich rasch ein Briefwechsel, der alles bisher Dagewesene in den Schatten stellte. Wirklich jeden Tag haben wir uns geschrieben. Seit dem 01.07.1973, also dem Ende meiner zehnjährigen Schulzeit, hatte ich Tagebuch geführt. Durch die Intensität und Emotionalität des Briefwechsels, den ich mit Astrid führte, verlor das Führen eines Tagebuches bald jeden Sinn, sodass ich am 30.06.1983 die letzte Eintragung vornahm und mein Tagebuch damit abschloss.

Während ich in Göhren auf der Insel Rügen ein Apothekenpraktikum durchführte, besuchte ich am 14.05.1983 erstmals meine neue Brieffreundin. Ich lernte ihre Eltern, Großeltern mütterlicherseits und ihren Bruder Lutz kennen. Während sich ihre Eltern und Großeltern anfangs höflich-distanziert mir gegenüber verhielten, war ich mit dem Lutz eigentlich von Anfang an befreundet.

Astrids Vater war Lehrer, die Mutter Verkäuferin, aber nicht mehr berufstätig. Sie pflegte ihre Mutter, die seit einem Schlaganfall im Sommer 1975 halbseitig gelähmt und bettlägerig war. Die Großeltern waren beide bereits berentet.

Astrid holte mich an jenem 14.05.1983 vom Oranienburger Bahnhof ab und wir gingen zunächst in eine nahe gelegene Gaststätte zum Mittagessen. Dort erlebten wir eine filmreife Szene: Plötzlich stürmte die Polizei die Lokalität und nahm einen Gast in Beschlag. Wir dachten, dass wir versehentlich in die Dreharbeiten eines „Polizeirufs", einer in der DDR sehr beliebten Krimiserie, geraten seien und wollten uns gerade über unsere Statistenrolle darin freuen. Aber es stellte sich heraus, dass hier das wahre Leben und nicht ein Film spielte.

Auch diese Szene bewirkte, dass ich mit Astrid überhaupt ins Gespräch kam und wir uns nicht nur anschwiegen. Das war nämlich auch so ein Handicap von mir in Bezug bei Mädchenbekanntschaften: miteinander ins Gespräch zu kommen. Mein Gott, was war ich aber auch schüchtern!

Zu Hause bei Astrid angekommen, begrüßte uns ihr Vater mit den Worten „Na, habt ihr euch getroffen?“ (was ja nicht zu übersehen war!). Astrids Mutter stand in Kittelschürze in der Küche und bereitete wohl schon das Abendessen vor. Der Opa schlich an mir vorbei, ohne mich zunächst zu beachten. Und mit dem Lutz einigte ich mich erst einmal auf das „du“, bevor wir überhaupt einen Satz miteinander sprachen. So war meine Begrüßung im Elternhaus von Astrid.

Abends beim Fernsehen nutzten wir die Gelegenheit, dass Astrids Eltern kurz den Raum verließen, und gaben uns den ersten schüchternen Kuss. Damit begann eine lebenslange Liebesbeziehung.

Fortan war ich jedes Wochenende bei meiner Astrid zu Hause. Aus Kostengründen hatte ich mir jedes Mal eine Fahrkarte von Göhren (später von Greifswald) nach Lauchhammer, meinem Hauptwohnsitz, gekauft (als Student konnte ich auf dieser Strecke ermäßigt reisen), aber in Oranienburg und später dann in Bernau war die Fahrt beendet. Von Bernau kam man mit der S-Bahn bequem nach Oranienburg. Dort wurde ich jedes Mal abgeholt.

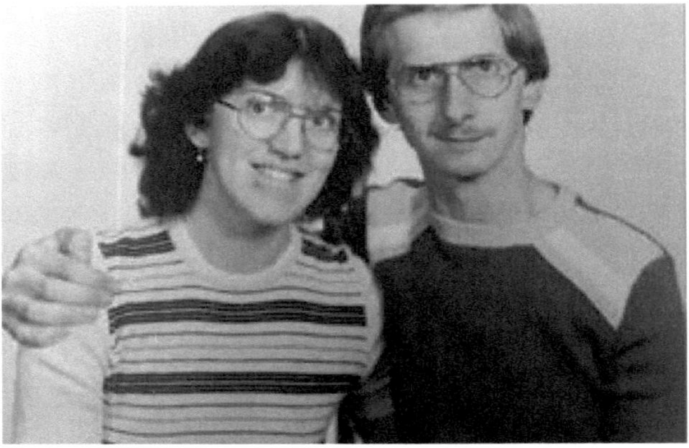

Abbildung 7: Astrid und ich kurz nach dem Kennenlernen

Ich hatte schnell das Gefühl, dass mein Verhältnis zu Astrid etwas Besonderes sein würde. So etwas kannte ich von früheren Beziehungen nicht.

So war es nur folgerichtig, dass wir uns am 17.09.1983 verlobten. Hier trafen dann auch meine Mutter und mein Bruder Frank erstmals mit meinen künftigen Schwiegereltern zusammen. Leider war das Verhältnis zwischen meiner Mutter und meiner künftigen Schwiegermutter nicht ungetrübt, aber wir ließen uns davon nicht beirren. Frank sagte mir später einmal, eine so angenehme Atmosphäre wie in Astrids Elternhaus hätte es in unserem Elternhaus nie gegeben. Er fühlte sich sichtlich wohl in Bärenklau.

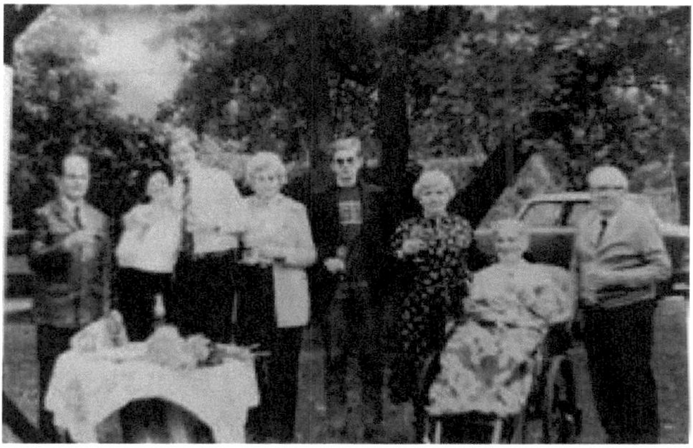

Abbildung 8: Verlobung mit Astrid, 17.09 1983

Wenige Tage später begann für mich das letzte Studienjahr in Greifswald. Ich als frisch Verlobter saß bei meinen Kommilitonen auf deren Buden und hielt meine linke Hand demonstrativ so, dass jeder sehen musste, dass ich mich gerade verlobt hatte. Alle haben sich mit mir gemeinsam darüber gefreut und ich erhielt zahlreiche Glückwünsche, wobei ich das Bad in der Menge sehr genoss.

Natürlich war ich jetzt erst recht jedes Wochenende und auch schon mal einige Tage am Stück bei meiner Astrid, was aber dem Betreuer meiner Diplomarbeit nicht gefiel. Er schrieb mir einen zornigen Brief und forderte mich auf, nach Greifswald zurückzukehren, um mich der Diplomarbeit zu widmen. Außerdem standen noch einige Vorlesungen an, die mich erstens nicht interessierten und zweitens keinen Einfluss auf den Ausgang des Studiums hatten.

Am 03.08.1984 habe ich meine Astrid geheiratet. Auf dem Standesamt machte mein Schwager viele Fotos und war darüber verwundert, dass sich der Film in der Kamera so superleicht transportieren ließ. Als er den Film wechseln wollte, bemerkte er, dass gar kein Film in der Kamera war. Es existiert also kein Bild von der Trauung. Wir also zum Fotografen, um ein Hochzeitsfoto machen zu lassen. Dieses sollte auch gleich bezahlt werden. Nur: Wir hatten beide gar kein Geld mit und so hat uns die Fahrerin unseres Hochzeitsautos ausgeholfen.

Trotz dieses etwas holprigen Starts in die Ehe hatten wir eine sehr schöne Feier in einer Veltener Gaststätte, in welcher wir später auch unsere Silberhochzeit feierten. Es ist mein Wunsch, dass auch die Goldene Hochzeit im Jahre 2034 in dieser Lokalität stattfinden möge.

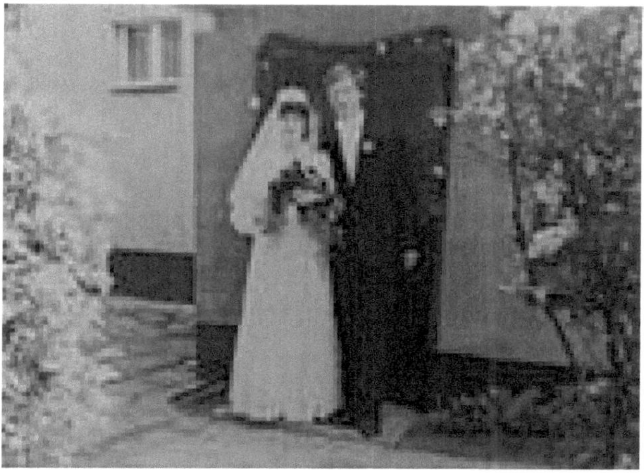

Abbildung 9: Hochzeit mit Astrid, 03.08.1984

Unsere Hochzeitsreise führte uns nach Erfurt, wo wir ein recht vornehmes Hotel bezogen. Dort haben wir es uns sehr gut gehen lassen. Als Ausgleich für das etwas gehobene Hotelmenü haben wir tagsüber die Bockwurst „aus der hohlen Hand“ gegessen.

Beim Betrachten der dort gemachten Fotos fiel uns etwas auf, was wie eine optische Täuschung anmutet: Die Türme des Erfurter Doms und der Severikirche scheinen sich einander zuzuneigen. Steht man auf dem Domplatz vor diesen Gebäuden, so fällt das nicht auf. Nur wenn man Bilder betrachtet. Ich möchte jedem empfehlen, sich das mal anzusehen. Einzigartig.

Das erste Ehejahr wohnten wir im Kinderzimmer meiner Ehefrau. Ganze 9 qm Wohnfläche hatten wir

1984/85 zur freien Verfügung; fünf Jahre, bevor die DDR die Wohnungsfrage gelöst haben wollte. Gegenüber der SED-Kreisleitung Oranienburg nannte ich das mal „meinen real existierenden Sozialismus“.

Es gab zwar vonseiten der Arbeitsstelle von Astrid zwei Wohnungsangebote in Oranienburg und Hennigsdorf, eine kleine Mansardenwohnung und eine Einzimmerwohnung mit Kochnische in einem Hochhaus. Beide Angebote waren aber kurz nach unserer Zusage (ja, wir hätten jede Wohnung genommen) plötzlich nicht mehr für uns verfügbar. Man sagte uns, wir sollten erst einmal Kinder haben, bevor wir Ansprüche stellen könnten.

Da von meinem Arbeitgeber, dem Apothekenwesen des Kreises Oranienburg, in der Wohnungsfrage überhaupt keine Unterstützung kam, waren wir gezwungen, uns nach Alternativen zu Astrids Kinderzimmer umzusehen, und wurden in Lübben fündig. Ende September 1985 zogen wir in die Kreisstadt im Spreewald.

Geradezu generalstabsmäßig haben wir diesen Umzug vorbereitet und wirklich alles notiert, was man zur Erstausstattung benötigt (die Liste existiert heute noch). Astrids Opa, der uns dabei interessiert beobachtete, fügte auf einmal ein, wir mögen die Küchenlampe nicht vergessen. Unabhängig von ihrem Mann versuchte Astrids Oma, die aufgrund des Schlaganfalls ihre Sprache, jedoch nicht ihren

Verstand verloren hatte, ebenfalls durch Handbewegungen uns darauf aufmerksam zu machen. Sie malte mit der linken Hand einen Halbkreis mit Haken. Als sie bei der Erwähnung von Kleiderbügeln energisch den Kopf schüttelte, kamen wir dann auch auf eine Lampe und konnten sie damit beruhigen, dass uns der Opa bereits darauf aufmerksam gemacht hatte. Dankend haben wir diese Anregung in unsere Liste aufgenommen; andernfalls hätten wir gleich am ersten Abend in der neuen Wohnung im Dunkeln gestanden.

In Lübben bezogen wir unsere erste eigene Wohnung; allerdings hatte der Sohn der Hauseigentümerin sein Kinderzimmer inmitten unserer Wohnung. Egal, besser als 9 qm war es allemal. Für zwei Jahre sollte das unser zu Hause werden. Allerdings waren wir der Hauseigentümerin zunehmend immer weniger wohl gelitten. Schließlich sollte ihr Sohn die Wohnung komplett erhalten und sie dort mit (s)einer Familie beglücken.

So blockierte sie schon mal mit klatschnasser, aber ungewaschener Wäsche den Wäscheplatz auf dem Grundstück, nur damit Astrid keine Wäsche aufhängen konnte. Wir haben die Wäsche dann in der Küche aufgehangen und die Schlüpfer beiseitegeschoben, wenn wir uns beim Essen sehen und unterhalten wollten. Ich glaube, Heinrich Zille (1858-1929) hat solche Bilder über die Berliner Mietskasernen gemalt. Ich empfehle seine Werke, damit man sich unsere damalige Wohnsituation veranschaulichen kann.

Ende September 1987 konnten wir dieser Situation entkommen und zogen einige Straßen entfernt in eine neue Wohnung; diesmal in eine ausgebaute Dachgeschosswohnung. Allerdings musste man auch hier durch unsere Wohnung durch, um auf das Dach zu kommen, wovon der Sohn des Hauseigentümers auch reichlich Gebrauch machte.

Der private Hauseigentümer war ein etwas eigenbrötlerischer älterer Herr, mit dem aber klarkam, solange man ihm nicht über den Weg lief. Einfach unerträglich war aber seine Schwiegertochter. Sie hatte eine neurologische Erkrankung und war deshalb für Außenstehende einfach nicht zu ertragen. Ständig gab es wegen ihrer Probleme Ärger und Stress. Sie mochte es schon nicht leiden, wenn wir überhaupt nur auf Zehenspitzen durch die Wohnung liefen.

Bis Ende September 1991 sollten wir in dieser Wohnung noch aushalten. Im Zuge der politischen Veränderungen in Ostdeutschland ergab sich für mich die Möglichkeit, den Arbeitsplatz zu wechseln, worauf ich später noch näher eingehen werde.

Wir zogen nach Golßen, wo wir dann bis 2019 bleiben sollten. Zunächst wohnten wir in einem Haus am Marktplatz gegenüber der Adler-Apotheke, die meine neue Wirkungsstätte wurde. Hier waren wir wieder in einer Dachgeschosswohnung untergekommen und diesmal war es eine Wohnung, durch die kein Fremder musste, um von A nach B zu gelangen.

Im Januar 1996 konnten wir endlich unsere eigene Wohnung in dem Gebäude beziehen, in welchem sich die Apotheke befand. Die Apotheke war in Parterre gelegen und wir hatten uns den Dachboden zu einer Wohnung in zwei Ebenen ausgebaut. Das Gebäude hatte Astrid im Jahre 1993 von der Treuhandanstalt erworben. Unsere Wohnung war ca. 170 qm groß; beachtlich, wenn man bedenkt, wie wir zehn Jahre zuvor angefangen hatten.

Im Oktober 2019 erfolgte ein weiterer Wohnungswechsel und ich würde sagen, das soll es mit der Wanderschaft durch die Republik gewesen sein. Es ging in den Ortsteil Rahnsdorf im Berliner Stadtbezirk Treptow-Köpenick.

Diese Wohnung mit ca. 50 qm ist unsere Eigentumswohnung. Wir hatten sie im Jahre 1996 auf mein Drängen hin erworben und bis Oktober 2018 wohnte eine Mieterin darin. Ihren Tod haben wir genutzt, diese Wohnung für uns herzurichten und den Wechsel von Golßen nach Berlin zu vollziehen.

Rahnsdorf hat hier einen sehr ruhigen, fast dörflichen Charakter. Dennoch besteht eine sehr gute Infrastruktur. So ist man z.B. mit der S-Bahn innerhalb einer ½ Stunde im Stadtzentrum. Wenn einem Berlin auf die Nerven geht, fährt man einfach wieder nach Hause und hat seine Ruhe.

Aber so eine Ehe besteht nicht nur aus mehr oder weniger häufigen Ortswechseln, sondern hat ja auch eine arterhaltende Funktion. Auch Kinder gehören für viele dazu.

Leider war es uns nicht vergönnt, eigene Kinder zu zeugen. Daher haben wir uns Ende der 80er-Jahre entschieden, ein Kind zu adoptieren. Wir durchliefen also einen DDR-typischen Prüfprozess, bei dem unsere staatlichen Leiter bezeugen mussten, dass wir in der Lage wären, ein Kind zu einer „entwickelten sozialistischen Persönlichkeit“ zu erziehen. Diese Prüfung haben wir mit Bravour bestanden und nun konnte der Computer beim Jugendamt ein passgenaues Kind ermitteln.

Am 09. November 1989 „spuckte“ der Computer für uns ein Kind namens Viola aus, welches in einem Kinderheim in Hoyerswerda wohnte. Viola, geboren am 17.01.1984 im sächsischen Räckelwitz, stammte aus einer siebenköpfigen Familie und war das jüngste Kind.

Infolge einer tätlichen Auseinandersetzung mit ihrem Lebensgefährten kam ihre Mutter ums Leben, dieser wurde deswegen inhaftiert und die Kinder (drei Mädchen und zwei Jungen) kamen in besagtes Kinderheim. Der leibliche Vater war wegen einer anderen Sache im Gefängnis und hat dort einer Freigabe seiner Kinder zur Adoption stattgegeben.

Wir fuhren also voller Erwartung in einem recht leeren Zug (die vollen Züge fuhren in die entgegengesetzte Richtung) am 11. November 1989 nach Hoyerswerda, um mit Viola ersten Kontakt zu knüpfen. Dort begegnete uns ein kleines Mädchen, gepackt in Sachen, in die sie erst noch hineinwachsen musste. Dieses kleine Mädchen machte aber von Anfang an klar, dass es wusste, was es wollte. Ihre älteren Geschwister hatten ihr schon vermittelt, wo es lang zu gehen hat.

Auf einem Spaziergang durch Hoyerswerda erkundigte sich Viola auch gleich, ob wir Teewurst und ein Auto zu Hause hätten. Das mit der Teewurst konnten wir bejahen, das mit dem Auto zu diesem Zeitpunkt noch nicht. Deswegen seien wir auch mit dem Zug gekommen.

Damit schienen für Viola zunächst alle wichtigen Fragen geklärt zu sein und wir wurden als Begleitpersonen zumindest für den Tag des ersten Kennenlernens akzeptiert. Diese Überprüfung durch Viola hatten wir schon mal bestanden und der Computer beim Jugendamt sich nicht verrechnet.

Schon nach kurzer Zeit konnte Viola im ereignisreichen letzten Quartal des Jahres 1989 zu uns nach Lübben ziehen. Wir lernten mit Unterstützung des Kinderheimes auch ihre Geschwister kennen, die bis auf ihre älteste Schwester bereits in andere Familien vermittelt worden waren. Von Anfang an war uns Eltern klar, dass die Geschwister Kontakt zueinanderhalten sollten, so sie sich dies wünschten.

Waren wir zunächst Violas Pflegeeltern, erfolgte im April 1990 die Adoption. Die Leiterin des Jugendamtes Lübben, Frau R., vermutete, dass sich mit der sich abzeichnenden deutschen Einheit die Vorschriften des Adoptionsrechtes deutlich verkomplizieren und verschärfen würden (womit sie recht behielt), und deshalb drängte sie auch ein wenig auf die Adoption.

Dennoch war die Adoption unsere freie Entscheidung, mit er sich auch Viola einverstanden erklärte. Wir haben diesen Schritt zu keiner Zeit bereut.

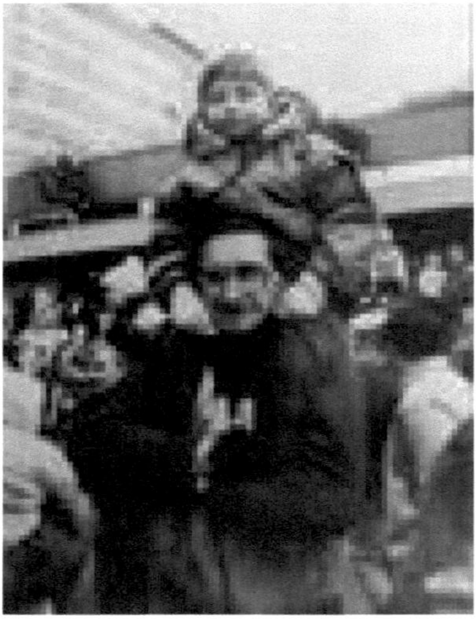

Abbildung 10: Erster gemeinsamer Ausflug mit Viola zum Weihnachtsmarkt in Cottbus, 1989

Am 01.09.1990 erfolgte Violas Einschulung. Sie hatte einen erfolgreichen Start in die Schulzeit. Dennoch wurden wir in der 1. Klasse in die Schule gerufen. Ich weiß nicht mehr, um was es dabei ging, aber jedenfalls herrschte ich die Lehrerin an, dass ich nicht vorhätte, meine Tochter zu einer „entwickelten kapitalistischen Persönlichkeit“ (um einen gleichlautenden Slogan aus DDR-Zeiten zu verwenden) zu erziehen. Daraufhin entgleisten der Lehrerin die Gesichtszüge und das Gespräch war für mich beendet.

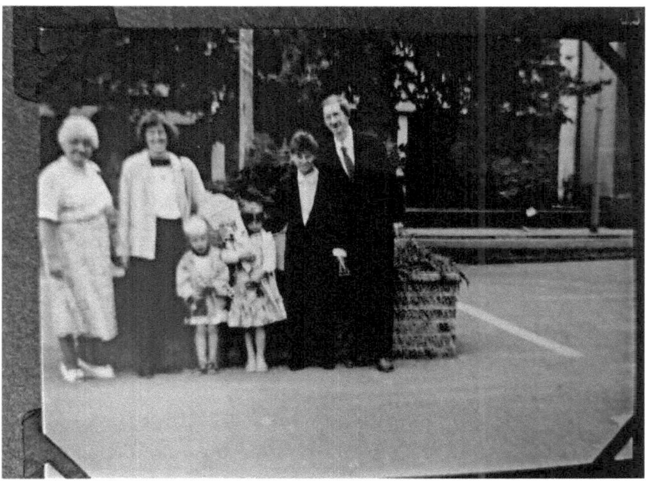

Abbildung 11: Einschulung von Viola, 01.09.1990

Wegen unseres Umzugs Ende September 1991 von Lübben nach Golßen wechselte Viola auch an die dortige Grundschule. Auch hier blieb sie eine erfolgreiche und gute Schülerin; hatte sie doch vonseiten ihres Elternhauses jede erdenkliche Unterstützung. Übernahm Astrid den sprachlich-musischen Teil, war ich für den mathematisch-naturwissenschaftlichen verantwortlich.

Allerdings hatte es Viola bevorzugt, sich von mir nur vor Chemiearbeiten abfragen zu lassen. Ich hatte dabei die Angewohnheit, nie nur das abzufragen, was in ihren Mitschriften stand, sondern mich – unterstützt durch das Periodensystem der Elemente (PSE), was Viola jedes Mal zur Befragung mitbringen musste – mit ihr über die Dinge zu unterhalten, die unsichtbar zwischen den Zeilen standen. Viola war sich dessen bewusst, dass ihr keine Chemiearbeit etwas anhaben konnte, wenn sie dieses harte Prozedere überstanden hatte. Und sie stellte sich dem.

Überhaupt finde ich den Chemieunterricht reichlich überfrachtet. Es gibt nur drei Komplexe, die man in der Chemie beherrschen sollte: das PSE, den Atombau und die chemische Bindung. Und wenn man begriffen hat, dass man sich die beiden letzten Dinge aus dem PSE auch noch relativ leicht ableiten kann, hat man sehr viel an Chemie verstanden. Der Rest ist vielleicht gut genug, um die (Schul-)Zeit totzuschlagen.

Bei den unzähligen Schulexperimenten wird gelegentlich daran gedacht, den Schulstoff zu entschlacken. Nur zu!

Im Jahre 1998 erhielt Viola ihre Jugendweihe. Die unsinnigen „Jugendstunden“ aus DDR-Zeiten zur Vorbereitung auf dieses Fest waren längst Geschichte, es fand eine entspannter gestaltete Vorbereitungsphase auf dieses Fest statt, und auch die Feierstunde war schlicht gehalten und trotzdem für die Jung-Erwachsenen von bleibender Erinnerung. Wir verlebten dieses Fest im Rahmen unserer Familie.

Zwei Jahre später beendete Viola ihre Schulzeit und begann eine Ausbildung zur Sozialpflegeassistentin. Gern hätte sie ihren Traumberuf einer Krankenschwester ergriffen, aber sie war für diese Ausbildung noch zu jung.

Krankenschwester war ihr Berufswunsch, seit sie überhaupt einen solchen äußern konnte. Gern verkleidete sie sich zu Hause als Krankenschwester, um das medizinische Handwerk an ihren Puppen zu üben. Es war nicht möglich, sie in irgendeine andere Richtung zu lenken. Irgendwie hat mich das an meine Spielereien als Sanitäter bei meinen Großeltern in Birkenwerder erinnert.

Endlich, im Jahre 2002, ergab sich für Viola die Möglichkeit, ihren Traumberuf in Angriff zu nehmen. Leider nicht im Brandenburgischen, sondern im schwäbischen Ländle. Sie zog also von Golßen nach Esslingen am Neckar. Diese räumliche Trennung von ca. 700 km wurde vor allem für Astrid ein Problem und eine große Umstellung. Meine Frau tat sich recht schwer damit.

Inzwischen ist Esslingen der Lebensmittelpunkt von Viola geworden. Sie hat sich dort einen sehr großen Bekannten- und Freundeskreis aufgebaut und schließlich auch eine Partnerin gefunden, die sie im Juni 2022 heiratete.

Und wenn wir nicht gerade gearbeitet oder Viola erzogen haben, sind wir – also Astrid und ich – viel herumgereist. Reiseziele waren zunächst der Harz und der Thüringer Wald, aber auch nach Leningrad sollte uns der Weg führen. Und dabei legten wir gewaltige Strecken im Harz und in Thüringen per pedes zurück.

Einmal waren wir auf dem Rennsteig unterwegs zu einer Gaststätte, namens „Die Schmücke". Es war so neblig, dass man keine 10 m weit gucken konnte. Bevor wir drohten, die Orientierung ganz zu verlieren, denn der Nebel wurde immer dichter, machten wir uns auf den Rückweg. Unseren Quartiereltern sagten wir, wie weit wir gekommen waren. Daraufhin teilten sie uns mit, dass wir an unserem Wendepunkt noch ca. 200 m bis zur Gaststätte vor uns hatten. Zu dumm aber auch!

Nach dem Fall der Mauer stand auch uns die ganze Welt offen. Ganz schnell wurde Italien das bevorzugte Reiseziel, aber auch Tschechien, Russland, Österreich, Schweiz, China, Kanada, Türkei, Frankreich, Großbritannien und Ägypten waren Ziele, die wir ansteuerten. Bei vielen Reisen war Viola natürlich mit dabei.

Als wir im Februar 1989 in Leningrad weilten, mussten wir mit Schrecken feststellen, wie wenig wir als DDR-Bürger im sog. „Freundesland“ wirklich wert waren. Selbst eine „Matroschka“-Puppe erhielt man nur gegen Devisen, die wir natürlich nicht hatten. Überhaupt bot Leningrad ein erschreckendes Bild, wenn man durch diese Stadt gefahren ist. Überall leere Regale, überall das blanke Elend. „Perestroika“ und „Glasnost“, die Grundpfeiler der Politik von Michail Sergejewitsch Gorbatschow (1931-2022) seit seinem Machtantritt im März 1985, hatten für das sowjetische Volk teilweise schlimme soziale Auswirkungen, die dann leider auch offen zur Schau gestellt wurden.

Ich war 15 Jahre vorher mit dem FDJ-Reisebüro „Jugendtourist“ schon einmal in Leningrad und hatte diese Stadt in deutlich besserer Erinnerung. Im Jahre 1974 war es beispielsweise Pflicht, den legendären Panzerkreuzer „Aurora“ zu besichtigen; 1989 war der kein Thema mehr.

Sehr gefallen hat uns hingegen unsere Fahrt mit der Transsibirischen Eisenbahn von Moskau bis Irkutsk am Baikalsee im Jahre 2004. Zurück ging es dann für uns mit dem Flugzeug via Moskau nach Berlin, während ein Teil der Reisegruppe mit der Bahn über die Mongolei bis nach Peking weiterreiste. Wir wollten nicht nach Peking, weil wir schon 1998 dort gewesen waren. Diese Fahrt war ein jahrzehntelanger Wunschtraum von mir.

Unzählige Erlebnisse hatten wir auf dieser Tour. Vor allem die Begegnungen mit den einfachen Menschen an der Bahnstrecke sind uns tief in Erinnerung geblieben. Diese Herzlichkeit ist wohl das Wesen der sprichwörtlichen russischen Seele. Als Mitteleuropäer versteht man sie nicht, aber man spürt sie, wenn man vorurteilsfrei dem russischen Volk gegenübertritt, und das bleibt ein Leben lang hängen. Auch Mitreisende aus den alten Bundesländern haben diese angenehme Erfahrung gemacht.

Ich selbst entdeckte auf dieser Reise meine große Zuneigung zum Werk von Lew Nikolajewitsch Tolstoi (1828-1910), fortan mein russischer Lieblingsschriftsteller neben Fjodor Michailowitsch Dostojewski (1821-1881).

Auch unsere Reise in den kanadischen Osten im Jahre 2006 blieb uns in positiver Erinnerung. Es war die letzte gemeinsame große Reise, die wir zusammen mit Viola unternahmen. Kanada ist einfach eine Welt für sich; mit anderen Teilen des Planeten überhaupt nicht zu vergleichen. Wir hatten bei unserer Rundreise einen sehr sympathischen Busfahrer, namens James. Dieser war Angehöriger der indigenen Ureinwohner. Prompt führte er uns auch mal an einem Nachmittag zu seinen Stammesfreunden und wir verbrachten wunderschöne gemeinsame Stunden miteinander bei Tanz, Gesang und einem wohltuenden Schmaus.

Eines Tages drehte James seine verwegenen Runden auf dem Formel-1-Gelände in Montreal. Auf einmal machte er eine Vollbremsung und ein Ausweichmanöver, was es uns fast von den Sitzen hob: Ein Tier war auf der Strecke unterwegs und ein Angehöriger eines Naturvolkes fährt keine Lebewesen tot. Basta!

Unser Reiseleiter hatte so eine schöne monotone Stimme und erzählte damit unendlich lange Geschichten über Kanada. Da sagte James auf einmal zu ihm: „Du kannst ruhig aufhören zu erzählen. Deine Leute sind alle eingeschlafen." James und der Reiseleiter kannten sich von früheren Touren und duzten sich.

Auf der Reise ergab es sich, dass wir eine Hotelanlage nahe der Grenze zu den USA bezogen. Dort herrschten schon US-amerikanische Verhältnisse und man untersagte uns den Zutritt, solange man nicht unsere Kreditkarten gesehen hatte. Leider gelang es unserem Reiseleiter nicht, diese schwierige Situation zu klären. Also hatte James seinen großen Auftritt: Er las seinen Landsleuten gehörig die Leviten, und das Problem war im Handumdrehen gelöst.

Als wir uns in Toronto von James verabschiedeten, um die Heimreise nach Deutschland anzutreten, standen ihm wohl die Tränen in den Augen. Er verabschiedete sich von Menschen, die ihm zu Freunden geworden waren.

In den 90er-Jahren unternahmen wir gemeinsam mit Viola eine Busreise auf die Insel Ischia. Mit dem Zug fuhren wir nach Dresden, denn dort sollte der Startpunkt sein. Nach einer Übernachtung sollten wir uns am Hauptbahnhof treffen. Eine riesige Menschenmenge war dort versammelt, die alle nur erdenklichen Reiseziele hatte. Wir warteten also geduldig auf unseren Bus. Stundenlang haben wir gewartet und in regelmäßigen Abständen gefragt, wann es denn nun endlich losginge. Nichts ging los und so warteten wir einen ganzen Tag, bis wir endlich die Auskunft erhielten, dass an diesem Tag keine Abfahrt mehr erfolgen würde. Vom Reisebüro wurden wir für eine weitere Nacht in einem bahnhofsnahen Hotel einquartiert. Am nächsten Tag ging es in aller Frühe dann los. Es stellte sich heraus, dass unser Busfahrer erst am Vortag aus Spanien gekommen war und natürlich auch seine Ruhezeit einhalten musste.

Auf der Fahrt hat uns der Fahrer dann stundenlang mit Sketchen von Fips Asmussen (1938-2020) unterhalten. Nach eintägiger Busfahrt landeten wir in Neapel, wo wir dann mit dem Schiff auf die Insel Ischia übersetzten. Da wir in der Kategorie „Roulette“ gebucht hatten, wurden wir in irgendeinem Hotel auf der Insel untergebracht. Dort erlebten wir endlich einen entspannten Urlaub. Viola war in ihrer umgänglichen Art sofort der Liebling der Hotelleitung; Bambinis haben in Italien einen hohen

Stellenwert und kommen darin gleich nach der Mamma. Oft habe ich gemeinsam mit Viola im Pool geplanscht.

Im Jahre 1997 unternahmen wir wieder mit Viola eine Donaukreuzfahrt, die von Passau nach Budapest und Retoure führte. Mit dem Bus ging es von Cottbus nach Passau, wo wir ein Schiff namens „Wolga“ bestiegen. Die Besatzung stammte aus der Ukraine. Neben uns war noch eine französische Reisegruppe und wir waren eben die Deutschen. Daher hatte ich bei einem Zwischenhalt in Österreich betont, jetzt kämen die „Wolgadeutschen“, womit ich die Lacher wieder mal auf meiner Seite hatte. An Viola hatte übrigens der Kameramann einen Narren gefressen, weswegen sie auf vielen Fotos erschien. Unendlich schöne Eindrücke hatten wir auf dieser Reise, vor allem auch in den Weiten der ungarischen Puszta. Auch an einem Russischkurs auf dem Schiff haben wir teilgenommen, wo man uns Ostdeutschen sofort anmerkte, woher wir eigentlich gekommen waren.

Ein weiterer Höhepunkt unserer Reisen war die Nilkreuzfahrt im Jahre 2009, unsere Silberhochzeitsreise, auf der uns Viola nicht begleitete. Ausgangspunkt war Kairo, wo wir zunächst das ägyptische Museum besuchten. Dieser Besuch war das Gefäß, welches durch die nachfolgende Nilkreuzfahrt vorbei an jedem Ort, an dem wir einen Zwischenhalt einlegten, mit Inhalt gefüllt wurde.

Allein das Wissen, auf dem längsten Fluss der Welt unterwegs zu sein, verschaffte mir ein unbeschreibliches Hochgefühl. Der Nil ist die Lebensader Ägyptens. Er war die Quelle der Hochkulturen in der ägyptischen Antike, hat die alten Ägypter zu Höchstleistungen in der Mathematik, den Naturwissenschaften, aber auch der Ingenieurskunst getrieben. Er hat dem Volk viel Freude, aber auch manchen Frust und Kummer beschert, wenn er sich mal wieder über die Felder hermachte und die Ernte verdarb. Erst der Bau des Assuanstaudamms von 1960 bis 1970 konnte dem Einhalt gebieten. Die Ägypter und ihr Nil, eine wechselvolle jahrtausendealte Geschichte.

Die Chinesische Mauer, die Niagara-Fälle, die ägyptischen Pyramiden, die Tempel von Luxor, der Eifelturm, das Kolosseum – alles bedeutende Objekte und die Tatsache, diese Dinge mit den eigenen Sinnen wahrgenommen, ja sogar mit den eigenen Händen berührt zu haben, bleibt ein schier unvergessliches Erlebnis. So etwas kann einem keiner nehmen. Alles hat sich dem fotografischen Gedächtnis eingebrannt und man steht in Gedanken immer wieder vor diesen Dingen und schwelgt in schönen Erinnerungen.

Und oft hat man sich bei unseren Reisen in kapitalistische Länder die Frage gestellt, warum uns DDR-Bürgern dies alles vorenthalten wurde. Die Menschen dort kochen doch auch nur mit Wasser.

Eine zufriedenstellende Antwort auf diese Frage wird man fernab von aller politischen Ökonomie nie finden. Nur eins muss wohl klar sein: Viele DDR-Bürger wären wieder in die Heimat zurückgekehrt, nachdem sie die große weite Welt gesehen hätten. Selbst die Herstellung der deutschen Einheit wäre anders verlaufen, hätten wir DDR-Bürger diese Reisemöglichkeiten gehabt. Leider haben DDR-Politiker dieses Urvertrauen in die eigene Bevölkerung nie besessen.

Damit möchte ich den ersten Teil meiner Erzählung beenden. Im zweiten Teil werde ich meinen beruflichen Werdegang schildern. Ich habe dabei die leise Hoffnung, bei so manchem das vielleicht vorhandene Vorurteil gegenüber dem Apothekerberuf zu korrigieren. Allzu leicht bildet man sich eine Meinung über Dinge, die man nicht überblicken kann; das ist zutiefst menschlich. Aber man sollte, wie ich schon in meinen Vorbemerkungen unterstrichen habe, dann auch die Existenz einer anderslautenden Meinung zumindest anerkennen. Man muss sie selbst nicht vertreten.

Teil 2: Berufsweg

Kapitel 6 : Die öffentliche Apotheke als Gesundheitseinrichtung

Wenn man eine Apotheke betritt, ist es immer dasselbe Bild: Man wird bedient (was in der Regel auch eine entsprechende Beratung einschließt) und verlässt die Apotheke wieder. Mehr nicht!

Deshalb möchte ich dem Leser in diesem Kapitel einen kleinen Einblick in den Apothekenalltag geben. Diese Informationen sind zumindest hilfreich, das, was noch kommt, einordnen zu können.

Ich werde mich im Folgenden auf die bundesdeutsche öffentliche Apotheke konzentrieren, weil dies die am meisten frequentierte Apothekenart ist. Auf andere Apothekenarten (Krankenhausapotheke, Bundeswehrapotheke, Schiffsapotheke, Notapotheke) werde ich nicht eingehen. Man darf aber davon ausgehen, dass dort ähnliche Gegebenheiten herrschen wie in einer öffentlichen Apotheke.

Jeder, der eine Apotheke betritt, ist ein Kunde, aber nicht automatisch ein Patient; man kann ja auch im Auftrag der Oma, des Partners oder der Schwiegermutter in die Apotheke gehen. Deshalb werde ich den allgemeineren Begriff des „(Apotheken-)Kunden“ verwenden.

Im Folgenden wird es um die räumlichen und personellen Voraussetzungen des Apothekenbetriebes gehen. Danach werde ich den Leser in die Geheimnisse der sprichwörtlichen „Apothekenpreise“ einweihen.

Das Grundgesetz des Apothekenbetriebes ist die Apothekenbetriebsordnung (ApBetrO), die für öffentliche Apotheken und Krankenhausapotheken gilt. Die derzeit gültige Fassung stammt aus dem Jahre 2012, d.h. wir machen mit diesem Zwischenkapitel einen zeitlichen Sprung in die Gegenwart.

Die ApBetrO regelt die räumlichen und personellen Voraussetzungen, die für den Apothekenbetrieb zwingend notwendig sind. Sie macht ferner Aussagen zu den Pflichten und der Vertretung des Apothekenleiters, der Anfertigung, Lagerung und Abgabe von Arzneimitteln und gleichgestellten Erzeugnissen (Medizinprodukte, Krankenpflegeartikel), Art und Umfang des sogenannte Nebensortimentes (z.B. apothekenexklusive Kosmetika, Tees, Bonbons, Pflanzenschutzmittel usw.) und der Dienstbereitschaft der Apotheke.

Um allen diesen Funktionalitäten einen Rahmen zu geben, ist der Apothekenleiter seit 2012 verpflichtet, ein Qualitätsmanagementsystem (QMS) in seiner Apotheke zu betreiben, welches den Betriebsabläufen ständig anzupassen und in regelmäßigen Abständen durch eine externe Kontrollinstanz zu überprüfen ist.

Überhaupt unterliegen Apotheken einer stringent geregelten staatlichen Aufsicht in Gestalt einer zweijährlichen Revision durch die Landesbehörde für Gesundheitsschutz.

Die Mindestfläche einer Apotheke beträgt 110 qm; die meisten Apotheken sind aber erheblich größer. Diese Gesamtfläche wird aufgeteilt auf die Offizin, die Rezeptur, das Labor, das Warenlager, das Büro und das Nachtdienstzimmer. Für die Einrichtung aller dieser Räume gibt es Einzelvorschriften, auf die hier aber nicht näher eingegangen werden soll.

Die Offizin ist im Regelfall der einzige Raum, den der Kunde betritt. Hier findet der Verkaufsakt statt. Seit einigen Jahren sind die Apotheken verpflichtet, eine sogenannte „Beratungsecke“ vorzuhalten. Diese ist entweder Bestandteil der Offizin oder eine eigenständige Räumlichkeit. Damit soll die Vertraulichkeit der Beratung gewährleistet sein.

In der Rezeptur werden Individualrezepturen entweder auf ärztliche Verordnung oder Kundenwunsch hergestellt. In manchen Apotheken werden Arzneimittel auch im Umfange einer Defektur hergestellt. Von „Defektur“ spricht man, wenn von einem Arzneimittel mehr als 100 abgepackte Einheiten hergestellt werden, was in krankenhausversorgenden öffentlichen Apotheken oder in Krankenhausapotheken der Fall sein mag.

Im Labor werden die Ausgangsstoffe, welche für die Verarbeitung in der Rezeptur bestimmt sind, auf Identität geprüft. Dies erfolgt nach den Vorschriften des Europäischen (EAB) bzw. Deutschen Arzneibuches (DAB).

Das Warenlager ist das Herz der Apotheke. Wenn eine Apotheke erfolgreich am Markt bestehen will, muss das Warenlager überaus gründlich geführt werden. Wie der Name es sagt: Hier werden alle Artikel der Apotheke gelagert. „Normal“ zu lagernde Ware wird streng alphabetisch in Schubfächern oder völlig chaotisch in einem Kommissionierautomaten gelagert; „kühl“ oder „sehr kühl“ aufzubewahrende im Kühlschrank, dessen Temperatur täglich zu kontrollieren und zu dokumentieren ist; das QMS lässt grüßen.

Betäubungsmittel (BTM) werden in einem Tresor gelagert, der mit dem Fußboden fest zu verankern ist. BTM sind durch das pharmazeutische Personal (s.u.) monatlich zu kontrollieren, was auch zu dokumentieren ist. Der Apothekenleiter hat dies zu überprüfen und gegenzuzeichnen. Kein anderes Rechtsgebiet der Apothekenpraxis ist so rigide gestaltet wie das BTM-Recht.

Jede Apotheke ist verpflichtet, ein sogenanntes „Notfallsortiment“ vorzuhalten. Auch hier gibt es Vorgaben, welche einzuhalten sind. Dies sind ausgewählte Artikel, die eine Apotheke bei einem medizinischen Notfall sofort liefern können muss.

Der Bestand des Warenlagers ist regelmäßig insbesondere auf drohenden Verfall zu kontrollieren. Wenn man an diesem Punkt etwas übersieht, kann dies für die Apotheke einen nicht unerheblichen finanziellen Schaden bedeuten.

Auch ist jährlich eine Inventur vorgeschrieben, die Eingang in die Apothekenbilanz findet.

Büro und Nachtdienstzimmer sollten getrennte Räumlichkeiten sein, aber ich habe nie eine Apotheke gesehen, wo das wirklich der Fall gewesen ist. Offensichtlich ist das auch bei den Apothekenrevisionen so toleriert worden. Auf jeden Fall sollte die Apotheke an dieser Stelle eine gewisse Gemütlichkeit nicht vermissen lassen.

So weit zur räumlichen Grundstruktur einer öffentlichen Apotheke.

Beim Personal möchte ich nur auf das eingehen, welches mir begegnet ist. Es gibt Berufe, die als demografische Auslaufmodelle keine nennenswerte Rolle mehr spielen und über die ich mich deshalb auch nicht äußern werde.

Das Personal einer Apotheke wird grundsätzlich in pharmazeutisches und nicht pharmazeutisches eingeteilt. Zum pharmazeutischen Personal gehören der Apotheker, der Pharmazieingenieur, die pharmazeutisch-technische Assistentin (PTA) und der pharmazeutische Assistent. Die pharmazeutisch-kaufmännische Angestellte (PKA), die Apothekenhelferin, die Reinigungskraft und der Apothekenbote bilden das nicht pharmazeutische Personal.

Die Kundschaft bedienen darf nur der Apotheker, der Pharmazieingenieur und die PTA. Die PKA darf bei der Abgabe des sogenannte Nebensortiments (s.o.) und von Krankenpflegeartikeln eingesetzt werden. Auch darf die PKA beim Anmessen von Kompressionsstrümpfen assistieren und Blutdruckmessungen durchführen.

Darüber hinaus dürfen nur Apotheker, Pharmazieingenieure und die PTA in der Rezeptur und im Labor tätig werden. Die PKA ist berechtigt, in der Rezeptur unterstützende Arbeit zu verrichten, z.B. bei der Konfektionierung der hergestellten Arzneimittel (Abfüllen, Etikettieren).

Das Haupteinsatzgebiet der PKA ist das Warenlager. Hier ist sie verantwortlich für die Bestellung und Annahme der Ware bzw. deren einsortieren in Schubfach oder Kommissionierautomaten, Kühlschrank und Tresor. Oft ist die PKA der erste Ansprechpartner, wenn man in der Apotheke anruft.

Wenn man als Apothekenleiter ausfällt, kann man sich von einem Apotheker (bis zu drei Monaten) oder von einem Pharmazieingenieur (bis zu vier Wochen) im Jahr vertreten lassen. Diese Vertretungen sind der Aufsichtsbehörde mitzuteilen, die genau mitzählt. Allerdings ist es nicht erwünscht, sich etwa für den Zeitraum vom 01.11. bis zum 31.03. des Folgejahres am Stück vertreten zu lassen. Dies würde nicht genehmigt werden.

Fällt ein Apothekenleiter länger als drei Monate aus, wird die Aufsichtsbehörde über das weitere Vorgehen entscheiden. Es kann passieren, dass die

Apotheke geschlossen wird, bis entweder der Apothekenleiter wieder einsatzfähig ist oder ein Nachfolger gefunden wurde.

Um Apothekenleiter zu werden, muss man bestimmte Vorgaben, die aus dem Apothekengesetz (ApoG) folgen, erfüllen. Neben der deutschen Approbation als Apotheker sollte man entsprechende Räumlichkeiten und Mitarbeiter, ein lupenreines polizeiliches Führungszeugnis und eine gute Gesundheit vorweisen können. Dies alles ist zu belegen. Erst danach erhält man die Betriebserlaubnis für eine Apotheke.

Bekanntlich besteht seit dem sogenannten Apothekenurteil des BVG vom 11.06.1958 in Deutschland Niederlassungsfreiheit, d.h., der Staat hat insbesondere nicht das Recht, darüber zu empfinden, ob eine Apotheke geöffnet wird oder nicht. In Deutschland kann jeder Apotheker bis zu vier Apotheken betreiben, benötigt aber für jede einzelne eine Betriebserlaubnis.

Jeder trägt dabei sein eigenes ökonomisches Risiko. Er haftet mit seinem gesamten Vermögen für das Wohlergehen der Apotheke. Leiten zwei Apotheker im Rahmen einer offenen Handelsgesellschaft (OHG) eine Apotheke, haften auch beide jeweils mit ihrem Gesamtvermögen. Andere Betriebsformen (z.B. GmbH) sind bei Apotheken nicht gestattet. Nicht erlaubt sind auch Beteiligungen von

Nicht-Apothekern am Apothekenbetrieb (sogenannter Fremdbesitz).

Wie wird man nun all das in der Apotheke?

Der Apotheker ist ein akademischer Heilberuf. Man erlangt ihn in einem achtsemestrigen Studium, begleitet von zwei Staatsexamina. Dem schließt sich ein praktisches Jahr an, welches ebenfalls mit einem Staatsexamen abschließt. Danach kann man die Approbation als Apotheker beantragen. Einsatzgebiete des Apothekers sind neben der Apotheke die Industrie, Gesundheitsbehörden, berufsständische Vereinigungen, Krankenkassen sowie Hochschuleinrichtungen. Mitbringen sollte man für diesen Beruf ein ausgeprägtes mathematisch-naturwissenschaftliches Interesse. Das Pharmaziestudium gehört zu den eher sehr lernintensiven Studien. Nach dem Studium besteht die Möglichkeit zur Weiterbildung mit Abschluss als Fachapotheker, ähnlich der Facharztausbildung in der Ärzteschaft.

Der Pharmazieingenieur war bis 1991 ein Ausbildungsberuf der DDR. Die Ausbildung erfolgte in einem dreijährigen Direkt- oder viereinhalbjährigen Fernstudium an der Ingenieurschule für Pharmazie in Leipzig und hatte den Abschluss der 10. Klasse bzw. die erfolgreiche Ausbildung zum Apothekenfacharbeiter zu Voraussetzungen. Der Pharmazieingenieur konnte in der DDR als Leiter kleinerer Apotheken tätig sein, woraus wohl auch die heutige vierwöchige Vertretungsfähigkeit des

Apothekenleiter resultiert. Allerdings gilt diese Vertretungsfähigkeit nur für die öffentliche Apotheke, die kein Krankenhaus versorgt, nicht aber für andere Apothekentypen.

Die PTA ist ein Fachschulberuf, dessen Ausbildung drei Jahre dauert. Für diesen Beruf gilt der erfolgreiche Abschluss der 10. Klasse als Voraussetzung. Eine vorherige Ausbildung zur PKA ist nicht vorgeschrieben. Allerdings sollte man Freude am Umgang mit Menschen mitbringen. Nach dem Studium bieten sich für die PTA vielfältige Möglichkeiten der beruflichen Weiterbildung innerhalb des Einsatzortes. Die PTA besitzt keine Vertretungsbefugnis, auch nicht stundenweise.

Der pharmazeutische Assistent war ein Ausbildungsberuf in der DDR, der sich allerdings erst in ihrer Endphase herausbildete. Für diese Ausbildung wurden Apothekenfacharbeiter herangezogen, die sich in jahrelanger praktischer Tätigkeit besonders bewährt hatten. Insbesondere sollten diese Kader für die Tätigkeit in der Offizin herangebildet werden, welche dem Berufsbild des Apothekenfacharbeiters folgend untersagt war. Nach Herstellung der deutschen Einheit wurde die Ausbildung in diesem Beruf eingestellt.

Die PKA ist ein kaufmännisch orientierter Beruf, den man nach dem erfolgreichen Abschluss der 10. Klasse erlernen kann. Frühere Bezeichnungen für diesen Beruf waren „Apothekenhelferin“ (BRD) und „Apothekenfacharbeiter“ (DDR). Voraussetzungen für diesen Beruf sind gute mathematische Kenntnisse und Freude am Umgang mit Menschen.

Ein Wort zur Dienstbereitschaft der Apotheken.

Grundsätzlich sind öffentliche Apotheken ständig dienstbereit; 24 Stunden am Tag und 365 bzw. 366 Tage im Jahr. Sie können sich aber – dem jeweiligen Ladenöffnungsgesetz des Bundeslandes und den Dienstverordnungen ihrer Apothekerkammern folgend – zu bestimmten Zeiten von der Dienstbereitschaft befreien lassen. Die daraus resultierenden Öffnungszeiten und die jeweils diensthabende Apotheke sind der Bevölkerung durch Aushang an der Apotheke sichtbar mitzuteilen; auch dies ist in der ApBetrO geregelt.

Und nun zu den „Apothekenpreisen“, dem Synonym, wenn irgendein Händler oder sonstiger Dienstleister einen Preis verlangt, der gefühlt natürlich unverschämt hoch ist.

Die Apotheke ist innerhalb des Gesundheitssystems eine Handelseinrichtung, d.h., alle Artikel, die man in ihr erwerben kann, durchlaufen eine Handelskette: Hersteller – pharmazeutischer Großhandel – Apotheke – Endverbraucher (Kunde); in Ausnahmefällen wird der Großhandel auch mal umgangen. Gemäß der Abgabenordnung, dem Grundgesetz des deutschen Steuerrechts, fällt auf jeder Stufe dieser Handelskette die Umsatzsteuer (Mehrwertsteuer) an, die sich der Staat schon mal gleich einverleibt. Damit ist der Staat der größte Großverdiener in der ganzen Angelegenheit und das ohne jedes Zutun. Punkt!

Das Sortiment der Apotheke gliedert sich zunächst in zwei große Teile: verschreibungspflichtige Artikel (für welche ein Rezept vorzulegen ist) und OTC-Artikel (OTC = „over the counter“ = „über den Handverkaufstisch“, also ohne Rezept abzugeben). Danach richtet sich die Preisberechnung.

Die Preise für verschreibungspflichtige Artikel werden im Einvernehmen zwischen den Herstellern und den Krankenkassen festgelegt. In den entsprechenden Gremien kommen Apotheker nicht vor, d.h., die Apothekerschaft hat hier kein Mitsprache- oder Gestaltungsrecht. Die so vereinbarten Preise sind aber für alle bundesdeutschen Apotheken verbindlich. Jede Abweichung davon kann strafrechtlich verfolgt werden.

Einen Gestaltungsspielraum haben Apotheken nur bei den OTC-Artikeln und hier setzt auch ein gewisser Preiswettbewerb zwischen den Apotheken ein, der vom Kunden beobachtet und nachvollzogen werden kann.

Bei diesen Preisen geht die Apotheke vom Hersteller- oder Großhandelsabgabepreis aus, den die Apotheke also selbst zu bezahlen hat, schlägt einen gewissen Zuschlag drauf (der so zwischen 20 und 40 Prozent liegen mag), berechnet daraufhin die von der Apotheke abzuführende Mehrwertsteuer und addiert alles zum Endverbraucherpreis zusammen.

Die erwähnten 20 bis 40 Prozent können wir gern die Gewinnspanne der Apotheke nennen. Davon bestreitet die Apotheke aber selbst ihre während des Verkaufsprozesses anfallenden Kosten: Personalkosten, Mietkosten für die Räumlichkeiten, Stromkosten für den laufenden Computer etc. Hierin unterscheidet sich die Apotheke nicht von anderen Handelseinrichtungen und Dienstleistern.

Und da wir gerade bei den Preisen sind ... Bereits seit mehreren Jahrzehnten legen die Krankenkassen für verschreibungspflichtige Artikel fest, welchen Preis sie bezahlen möchten, den sogenannten Festbetrag (FB). Nennen wir den Apothekenabgabepreis kurz AAP, so ergibt sich folgendes Bild: Ist der FB größer als der AAP, dann ist die Welt für den Kunden in Ordnung (die Apotheke bekommt von der Krankenkasse den AAP erstattet), ist aber der FB kleiner als der AAP, so hat der Kunde die Differenz selbst zu bezahlen, weil die Apotheke auch nur den FB erstattet bekommt (und ich habe Fälle erlebt, wo das von heut auf morgen über 100 Euro waren!). Befreiung von dieser Zuzahlung: Fehlanzeige!

Und die übrigen Zuzahlungen, von denen man sich befreien lassen kann? Diese 10% vom AAP, minimal 5, maximal 10 Euro? Zahlbar für jede einzelne Packung eines verordneten Artikels.

Liebe Leser, das ist eine versteckte Beitragserhöhung, die da zu zahlen ist und bei der eine Apotheke zu einem Inkassounternehmen der Krankenkasse mutiert, denn die Zuzahlung wird durch die Apotheke in voller Höhe an die Krankenkasse abgeführt.

Üblicherweise werden Inkassounternehmen vom jeweiligen Auftraggeber dafür bezahlt. Die Apotheken machen diese Dienstleistung für die Krankenkasse zum Nulltarif.

In den Jahren, in denen bei einem Arztbesuch die sogenannte Praxisgebühr zu bezahlen war (von den Krankenkassen oft als Erziehungsmittel gegenüber den Bürgern deklariert, weil man verhindern wollte, dass der Bürger unnötig zum Arzt ging), hatten sich auch die Arztpraxen als Inkassounternehmen der Krankenkassen missbrauchen lassen müssen.

Während sich die Ärzteschaft inzwischen von diesem fachfremden Unfug befreit hat, hängen die „artigen“ Apotheker hier immer noch am Gängelband der Krankenkassen.

Oft beobachte ich, dass durch die Medien und selbsterklärte „Experten“ (vor allem aus der politischen Klasse) solche Dinge wie Umsatz und Gewinn durcheinanderbracht bzw. als identisch betrachtet werden. Also möchte ich auch dies näher beschreiben.

In einer betriebswirtschaftlichen Analyse (BWA), die von der Apotheke monatlich zu erarbeiten ist und die die Grundlage für den späteren Jahresabschluss (Bilanz) darstellt, erscheint als erster Wert ganz oben der Umsatz. Danach folgt der Wareneinsatz, also der Einkauf aller Waren. Die Differenz aus beidem ist der Rohertrag.

Dieser Rohertrag nimmt eine Schlüsselposition innerhalb der BWA ein. Ich möchte meinen, dass er die wichtigste ökonomische Kennziffer des Apothekenbetriebes darstellt, weil er immer hoch genug sein muss. Aus dem Rohertrag werden nämlich sämtliche Kosten der Apotheke bestritten: Personal, Miete, Strom, Wasser, Heizung, Beiträge, Abonnementkosten (z.B. für die Kundenzeitschriften), Werbekosten usw., wobei die Personalkosten der größte Kostenblock sind.

Wenn das alles bezahlt ist, gelangen wir zum Betriebsergebnis vor Steuern und nach dem Abführen aller Steuern entsprechend zum Betriebsergebnis nach Steuern, also zum (Betriebs-)Gewinn.

Man sieht, dass es einen erheblichen Unterschied macht, ob man den Umsatz oder den Gewinn meint. Der Gewinn ist nun der Unternehmerlohn, der in einem Wirtschaftsjahr erwirtschaftet wird und der bei einer Apotheke nicht unter 50.000 Euro liegen sollte, damit man die Apotheke noch als wirtschaftlich tragbar bezeichnen kann. In der Einkommensteuererklärung des Apothekenleiters erscheint der Unternehmerlohn als „Einkünfte aus Gewerbebetrieb“.

Vor allem Banken schauen gern nach Umsatz, Rohertrag und Gewinn, wenn man dort noch irgendwelche Kreditverpflichtungen hat.

Vom Gewinn abzutrennen sind die tatsächlichen, eigenverantwortlich entnommenen Privatentnahmen des Apothekenleiters, mit denen er also seinen eigenen Lebensunterhalt bestreitet. In der Regel liegen diese deutlich unterhalb des Betriebsgewinns.

Auch hier schauen Banken gern hin und gelegentlich erfolgt an dieser Stelle so mancher Warnschuss vom Steuerberater; ich weiß, wovon ich spreche.

Es gehört leider zu den unangenehmen Seiten des deutschen Gesundheitswesens, dass das Verhältnis der gesetzlichen Krankenversicherung (GKV) zu den Leistungserbringern, damit auch den öffentlichen Apotheken, nicht durch gegenseitige Wertschätzung charakterisiert ist. Aber in einem Punkt sind sich alle sofort einig: der Forderung nach Herabsenkung der Mehrwertsteuer bei Arzneimitteln.

Leider hat bisher noch keine Bundesregierung den Anlass gesehen, dieser Forderung nachzukommen. Dabei liegt hier ein erhebliches Einsparpotenzial für die GKV, wenn wenigstens bei den verschreibungspflichtigen Arzneimitteln die Mehrwertsteuer herabgesenkt werden würde, denn letztlich hat die GKV diese Steuerlast zu tragen.

Damit habe ich einen kleinen Einblick gegeben in das Tageswerk einer durchschnittlichen öffentlichen Apotheke. Mit diesem Wissen ausgestattet können wir verfolgen, wie ich mit all dem in meiner pharmazeutischen Laufbahn beschäftigt war.

Kapitel 7: Ausbildung zum Apothekenfacharbeiter und Tätigkeit in diesem Beruf

In den ersten Schuljahren wurden wir oft gefragt, was wir denn beruflich werden wollen. Ich glaube, diese Frage war auch einmal Aufsatzthema. Und was wollten meine Mitschüler alles werden? Arzt, Busfahrer, Eisenbahner, Bäcker, Lehrer – einfach alles, was einem an Berufen bisher begegnet war. Auch Kosmonaut wäre möglich gewesen, hatte doch der Sowjetbürger Juri Alexejewitsch Gagarin (1934-1968) im April 1961 als erster Mensch die Erde umkreist, weshalb er auch für die DDR-Jugend zum Vorbild hochstilisiert wurde.

Und was wollte ich werden? Meine Standardantwort lautete stets „Rentner“. Jetzt, wo ich diese Zeilen schreibe, bin ich Rentner. „Ziel erreicht!“, würde ich sagen.

Aber mal im Ernst: Die ersten beiden Lebensdekaden waren bei mir durch ein zunehmend enormes Interesse an der Medizin gekennzeichnet und irgendwie geisterte ja auch im Hintergrund die Physik umher. Ein medizinisch orientierter Beruf lag also im Rahmen des Möglichen,

Der Arztberuf kam aber nicht infrage, da ich zum Ende der 10. Klasse aus politischen Gründen von der „Penne“, wie man die EOS umgangssprachlich nannte, flog. Es musste also schnell ein Beruf gefunden werden, denn es war in der DDR einfach nicht vorgesehen, dass man nach der Schulzeit ins soziale Nirwana abstürzte. Da eine Ausbildung in der Krankenpflege aus gesundheitlichen Gründen nicht möglich gewesen ist, blieb letztlich nur eine solche im Apothekenwesen übrig.

Gemeinsam mit meiner Mutter wurde ich also vorstellig in der Marien-Apotheke Senftenberg, der Kreisapotheke, beim Kreisapotheker, Herrn OPhR R., um am 10.11.1972, meinen „Lehrvertrag“ für die Ausbildung zum Apothekenfacharbeiter zu unterschreiben.

„OPhR“ steht für „Oberpharmazierrat“. Die Titel „Pharmazierrat“ (PhR) und „Oberpharmazierrat“ (OPhR) konnten im Apothekenwesen der DDR nach mindestens 7 bzw. 15 Jahren erfolgreicher Leitungstätigkeit im Apothekenwesen nacheinander verliehen werden. Es sei ausdrücklich erwähnt, dass eine SED-Mitgliedschaft dafür nicht notwendig war; Herr R. war auch nicht in der SED.

Hochschullehrer, die sich um die pharmazeutischen Wissenschaften besondere Verdienste erworben hatten, wurden unter Umgehung des PhR gleich zum OPhR ernannt. „OPhR Prof. Dr. sc.nat.“ klang halt besser.

Gemäß dem Einigungsvertrag von 1990 dürfen die Bezeichnungen „Pharmazierrat“ und „Oberpharmazierrat“ nicht mehr benutzt werden. Zulässig sind nur noch die Abkürzungen PhR und OPhR. Eine weitere westdeutsche Lesart, deren Sinnhaftigkeit getrost hinterfragt werden darf!

„Pharmazierrat" ist der Titel der Amtsperson, welche die im vorigen Kapitel genannten Apothekenrevisionen durchführt. Diese Person ist für die Dauer von fünf Jahren ehrenamtlich Beamter. Der Titel „Oberpharmazierrat" wird in der BRD nicht verliehen.

Der Beruf des Apothekenfacharbeiters wurde in der DDR bis 1968 „Apothekenhelfer" genannt. Im Jahre 1968 ist die Ausbildungszeit von zwei auf eineinhalb Jahre verkürzt worden, was sich im Laufe der Zeit wohl als Fehlentscheidung herausstellte. In den 80er-Jahren hob man die Ausbildungszeit wieder auf zwei Jahre an.

Jedenfalls erfolgte meine praktische Ausbildung in der Marien-Apotheke Senftenberg und der theoretische Unterricht an der Medizinischen Schule „Lilo Herrmann" am Bezirkskrankenhaus Cottbus.

Die Ausbildung umfasste die Fächer Staatsbürgerkunde (der Stoff in diesem Fach war mit dem Abiturstoff an der EOS identisch), Sport, Betriebsökonomik, Grundlagen der Elektronik, Grundlagen der BMSR-Technik (BMSR = Betriebs-, Mess-, Steuer- und Regelungstechnik, also mit der Kybernetik verwandt), Arzneimittellehre, Pharmazeutische Chemie, Pharmazeutische Technologie, Pharmazeutische Nomenklatur, Gesundheits- und Medizinischer Schutz, Drogenkunde, Wareneingang,

Warenbestellung, Warenlagerhaltung, Apothekenbetriebswirtschaft.

Wie ich meine, für eineinhalb Jahre ein recht anspruchsvolles Programm, wenn man bedenkt, dass alle diese Fächer innerhalb von zwölf Monaten in der Theorie gelehrt wurden. Nach einem Jahr war nämlich die theoretische Ausbildung an der Medizinischen Schule beendet.

Das letzte Lehrhalbjahr beinhaltete nur noch die praktische Ausbildung in der Apotheke, während der auch eine Hausarbeit anzufertigen war. Diese musste in der Facharbeiterprüfung verteidigt werden.

Herr R. hat mich in meiner ganzen Einstellung zur Tätigkeit in der öffentlichen Apotheke nachhaltig geprägt. Auch meine Lehrausbilderin, Frau K., blieb nicht ohne Einfluss auf meine gesamte pharmazeutische Laufbahn. Es war eine Art „pharmazeutischer Ölung“, die ich in meiner Lehrapotheke erhielt.

Begonnen hatte meine Ausbildung mit einem Schock. Bei der Unterzeichnung des Lehrvertrages sagte mir Herr R., es würde noch ein zweiter Junge mit der Ausbildung bei ihm beginnen. Als ich dann in den Morgenstunden des 03.09.1973, einem Montag, in der Apotheke erschien, musste ich feststellen, dass ich der einzige Junge war. Ich tröstete mich eine Woche lang mit dem Gedanken, dass hoffentlich im Bezirk noch ein Junge in diesem typischen Mädchenberuf ausgebildet wird.

Als ich am 10.09.1973 das erste Mal die Schule in Cottbus betrat, war der Schock perfekt: lauter Mädels in der Klasse! Klar, eines hübscher als das andere (und manches auch schon in festen Händen), aber ich war so verschüchtert, dass ich mir erst einmal einen Platz suchte. Ganz hinten in der Fensterreihe fand ich einen und damit hatte ich alle Mädels vor mir zu sitzen. Ich hätte es nicht ertragen können, wenn mir auch nur ein Mädchen im Rücken gesessen wäre. Ehrlich.

Anerkennung und Respekt bei den Mädels konnte ich mir nur durch entsprechende schulische Leistungen verschaffen, was mir dann auch recht bald gelang. Auch fühlte ich mich im Laufe der Zeit zu einem der Mädels besonders hingezogen. Ihr Name war Regine. Nach Abschluss der theoretischen Ausbildung schrieb ich ihr einen Brief und gestand ihr meine Gefühle. Ihre Antwort war ernüchternd und ich fiel in tiefen Liebeskummer. Es war meine Mutter, die mir Mut zusprach.

Im Rahmen des „Sozialistischen Berufswettbewerbes“ war ich in meiner Lehrapotheke für die Pflege der medizinischen Blutegel verantwortlich. Diese wurden in einem mit Wasser zu ¾ vollgefüllten Marmeladenglas mit Deckel, in welches ein Wattebausch gelegt war, aufbewahrt. An einem Freitag habe ich es mit meinen Blutegeln besonders gut gemeint, dieses Glas bis zum obersten Rand mit Wasser gefüllt und verschlossen. Am kommenden Montag waren die Blutegel tot, einfach so erstickt. Als überführter „Mörder“ der Blutegel konnte ich mir am Montag eine gehörige Standpauke bei Herrn R. abholen.

Ein besonders „herzliches“ Verhältnis hatte ich in der Berufsschule zu meinem Ökonomielehrer, Herrn OPhR D. Als Herr D. wieder einmal herumdozierte und dabei an mir vorbeiging, rief ich ihm ganz laut hinterher: „Ich möchte bloß wissen, welcher Idiot sich das wieder ausgedacht hat!“

Herr D. drehte sich um und sagte ganz ruhig: „Herr Rosenbaum, der Idiot war ich!“

Ich glaube, den Mädels in der Klasse gefror in diesem Moment das Blut in den Adern. Wohlgemerkt: Herr D. war Vorsitzender der Prüfungskommission für die Facharbeiterprüfung und wenn man die bestehen wollte, war man gut beraten, es sich mit ihm nicht zu verscherzen.

Dennoch glaube ich, dass ich irgendwann sein Lieblingsschüler in der Klasse wurde. Ich war nämlich zu einem großen Fan der Bestandsnormierung geworden, einem speziellen Steckenpferd von Herrn D., das er besonders intensiv ritt.

Die Bestandsnormierung ist ein Verfahren der Warenwirtschaft in der Apotheke, bei der ein sog. Mindestbestand (MB) festgelegt wird. Wenn dieser MB erreicht war, wurde die Bestellung ausgelöst.

Der MB musste dann so lange reichen, bis neue Ware angeliefert wurde. Wenn man bedenkt, dass die Apotheken in der DDR nur alle zwei Wochen beliefert wurden, ist klar, dass die Bestandsnormierung eminent wichtig gewesen ist und eine ständige Herausforderung darstellte, die zudem sehr dynamisch angelegt war.

Nicht verschweigen möchte ich die Entlohnung von uns Lehrlingen, denn sie zeigt überdeutlich, wie bescheiden man doch angefangen hat: 75 Mark (1. Lehrhalbjahr), 90 Mark (2. Lehrhalbjahr) und 105 Mark (3. Lehrhalbjahr); wohlgemerkt DDR-Mark.

Nicht unerwähnt lassen möchte ich auch ein Ereignis, welches sich zwar nicht in meiner Lehrapotheke, aber im Kreiskrankenhaus Senftenberg abspielte. Da meine Lehrapotheke dieses Krankenhaus belieferte und Herr R. Kreisapotheker war, schlug der Vorfall bis in den Apothekenbetrieb durch und uns allen in Mark und Bein.

Irrtümlicherweise hatte man im Krankenhaus das Desinfektionsmittel C4 zwei Patienten als Kontrastmittel verabreicht. Ein Patient verstarb, der andere wurde in das Bezirkskrankenhaus Cottbus zur Dialyse verlegt. Ursache dieses dramatischen Unfalls war, dass man in eine Flasche zwar C4 einfüllte, aber die Flasche nicht umetikettierte. Der Inhalt der Flasche war immer noch als Kontrastmittel deklariert.

Die Folge waren intensivste Arbeitsschutzbelehrungen auch in meiner Lehrapotheke. Es sollte also immer das draufstehen, was drin ist!

Nie werde ich dieses traurige und dramatische Erlebnis während meiner Facharbeiterausbildung vergessen.

Hochdramatisch sollte auch meine Facharbeiterprüfung verlaufen. In deren praktischem Teil hatte ich eine größere Menge einer Emulsionssalbe herzustellen, die dann noch in kleinere Packungsgrößen zu konfektionieren war.

Nachdem ich alle Zutaten in der Fantaschale zusammen hatte, begann ich, alles per Hand zu verrühren. Auf einmal brach mir die Emulsion auseinander und ich hatte alle Einzelsubstanzen getrennt in der Schale vor mir zu liegen.

Ich kämpfte und kämpfte schweißtriefend mit meiner Salbe … Das Ende vom Lied war, dass die gesamte Prüfungskommission abwechselnd mit meiner Salbe beschäftigt war. Mehrere kräftig gebaute Apotheker rührten an meiner Salbe herum, bis alle Bestandteile in der Salbengrundlage verrührt waren. Wirklich für alle ein schweißtreibendes Programm. Aber es war geschafft und ich konnte mich der Konfektionierung widmen.

Damit endeten meine eineinhalb Jahre Ausbildung mit einer erfolgreich bestandenen Prüfung. Stolz durfte ich mich jetzt Apothekenfacharbeiter nennen und unterschrieb am 15.02.1975 meinen

Arbeitsvertrag für die Apotheke in meiner Heimatstadt Lauchhammer, Ortsteil Ost.

Die Tätigkeit in der Apotheke in Lauchhammer-Ost sollte nur von kurzer Dauer sein und war auch recht unangenehm. Der Apothekenleiter, Herr PhR D., war ein besonders unangenehmer Zeitgenosse. Jeden Freitag hatte er übelste Laune und ließ das nur allzu gern an seinen Mitarbeitern aus. Mit den Mitarbeiterinnen verstand ich mich sehr gut. Sowohl in der Rezeptur als auch im Warenlager war ich tätig.

Insbesondere das Verhältnis von Herrn D. zu Herrn R. war abgrundtief schlecht; regelrecht von Hass geprägt. Dieser Hass übertrug sich auch auf meine Person, da ich ja ein Schüler von Herrn R. war, was ich bei jeder Gelegenheit zu spüren bekam.

Ich war froh und glücklich, dass die Zeit in dieser Apotheke bereits Ende April 1975 vorbei war, denn am 05.05.1975 erfolgte meine Einberufung zum Wehrdienst.

Erst Anfang Mai 1979 sollte ich wieder in einer Apotheke tätig werden. Da ich zu diesem Zeitpunkt noch mit meinem Abiturlehrgang an der Volkshochschule Wernigerode beschäftigt war (dort standen gerade die Prüfungen an), trat ich in die Rats-Apotheke in Blankenburg ein.

Der Leiter der Rats-Apotheke Blankenburg, Herr Dr. H., war das ganze Gegenteil von Herrn D. in Lauchhammer-Ost. Von ihm fühlte ich mich von

Anfang an akzeptiert und verstanden. Noch heute erinnere ich mich gern an unendlich ergiebige Pausendiskussionen mit ihm über die Biochemie, unserem gemeinsamen Steckenpferd. Nach jeder solchen Diskussion fiel es mir besonders schwer, zur tristen und ungeliebten pharmazeutischen Tätigkeit zurückzukehren.

In seinem Büro hatte Herr Dr. H. das monumentale Biochemie-Poster „Biochemical Pathways" zu hängen, welches von dem Boehringer-Mitarbeiter und Biochemiker Gerhard Michal (geboren 1931) erarbeitet worden war. Dieses Poster ist zwar auf Englisch verfasst, dennoch aber gut verständlich, weil es die chemischen Strukturformeln bringt. Mich hat fasziniert, wie es möglich war, ein derart komplexes Geschehen wie die Biochemie des Menschen so übersichtlich darzustellen. Sehr oft habe ich mir dieses Poster voller Ergriffenheit angesehen und ich hatte den Wunsch, es selbst einmal zu besitzen.

Während meiner Tätigkeit als selbstständiger Apotheker ab 1991 besorgte ich mir dieses Poster und hängte es in meinem Büro auf. An Herrn Michal schrieb ich, dass sein Poster mir bereits in der DDR begegnet war, was ihn sehr erfreute.

Zur Biochemie war ich im Biologieunterricht der 9. Klasse gekommen, als ich mich mit der Fotosynthese der grünen Landpflanzen beschäftigte. Es gehört zu den zufälligen Eigenwilligkeiten meines

Lebens, dass ich darüber sowohl in der 10. als auch 12. Klasse mündlich im Fach Biologie geprüft worden bin. Jedenfalls war ich damals in der 9. Klasse sofort völlig begeistert von der Biochemie. Heute beschäftige ich mich gern mit ihr, wenn ich mal genug habe von dem physikalisch-mathematischen Kram. Dann fühlt sich die Biochemie wie pure Erholung an.

Viele Jahre später, als ich längst selbstständiger Apotheker war, schrieb ich an Herrn Dr. H. eine Geburtstagskarte und teilte ihm mit, dass ich mich noch gern an die gemeinsame Zeit in seiner Apotheke erinnere. Er hat sich sehr über meine Grüße nach so langer Zeit gefreut.

Ende August 1979 beendete ich meine Tätigkeit in der Rats-Apotheke Blankenburg, denn ab September stand ein neuer Lebensabschnitt für mich an: das Studium, worüber im nächsten Kapitel zu berichten sein wird.

Kapitel 8: Studium der Pharmazie

Das Hochschulstudium der Pharmazie war in der DDR ab dem Jahre 1968 an folgenden Standorten möglich: Ernst-Moritz-Arndt-Universität Greifswald, Humboldt-Universität Berlin und Martin-Luther-Universität Halle-Wittenberg. Im Zuge der 3. Hochschulreform 1968 wurde die Ausbildung von Apothekern an der Wilhelm-Pieck-Universität Rostock, der Karl-Marx-Universität Leipzig und der Friedrich-Schiller-Universität Jena eingestellt mit schlimmen Konsequenzen für die Personaldecke der Apothekerschaft, die erheblich ausdünnte.

Daraus resultierte die bereits erwähnte Möglichkeit, dass etwa Pharmazieingenieure als Leiter kleinerer Apotheken eingesetzt wurden.

An den Standorten in Greifswald und Halle-Wittenberg gab es eigenständige Sektionen „Pharmazie“, die den mathematisch-naturwissenschaftlichen Fakultäten angegliedert waren. In Berlin gab es den Wissenschaftsbereich (WB) „Pharmazie“ innerhalb der Sektion „Chemie“.

Die Sektion Pharmazie der Greifswalder Universität, an der ich studierte, umfasste 6 WB: Arzneimittelkontrolle (inkl. dem Lehrfach „Diagnostische Laboratoriums Methoden“), Organisation und Ökonomie des Arzneimittelwesens (hier war auch die Pharmaziegeschichte angegliedert), Pharmazeutische Biologie, Pharmazeutische Chemie (hier war auch das Lehrfach „Organische Chemie“ integriert), Pharmazeutische Technologie und Biopharmazie. Leiter der WB und des Lehrgebietes „Organische Chemie“ waren jeweils ordentliche Professoren. Und wir hatten in Greifswald die strengsten Hochschullehrer!

Das Pharmaziestudium war in mehrere Abschnitte unterteilt: Grundstudium (Studienjahre 1 und 2), Hauptstudium (Studienjahre 3 und 4) und der Diplomphase (Studienjahr 5). Die Ausbildung an der Universität endete nach dem Verteidigen der Diplomarbeit (Diplomprüfung) mit dem akademischen Grad „Diplom-Pharmazeut“.

Dem schloss sich ein zwölfmonatiger Abschnitt als „Kandidat der Pharmazie“ an. Danach konnte man die Approbation als Apotheker beim Rat des Bezirkes beantragen, in dem die ausbildende Universität lag (Rostock, Berlin, Halle). Die Approbationsurkunde wurde vom jeweiligen Bezirksarzt unterzeichnet.

Am Ende der Studienjahre 1 bis 3 erfolgten jeweils Zwischenprüfungen in überwiegend mündlicher Form, während das Staatsexamen, bestehend aus sieben mündlichen Hauptprüfungen, zwischen denen oft nur ein Tag lag, das vierte Studienjahr beendete. Es waren bis zu zwei Wiederholungsprüfungen möglich. Bestand man auch die zweite Wiederholungsprüfung nicht, war das Studium beendet und man wurde exmatrikuliert.

Am Standort in Greifswald erfolgte auch die Ausbildung der Militärapotheker. Diese waren an der Militärmedizinischen Sektion der Greifswalder Universität immatrikuliert, wo auch die militärische Ausbildung erfolgte. Die „zivilen“ Lehrveranstaltungen absolvierten die Studenten an der Sektion „Pharmazie“.

Einer der Studenten der Militärpharmazie aus meinem Matrikel geriet wegen seiner Leistungen im Fach „Russisch“ in Konflikt mit der Militärmedizinischen Sektion. Nachdem er erklärt hatte, es gäbe für ihn Wichtigeres, als Russisch zu lernen, wurde er unverzüglich exmatrikuliert, zum Soldaten degradiert und unehrenhaft in die Truppe versetzt. Ich denke mal, nach dem 18-monatigen Grundwehrdienst war für ihn das Thema „Armee“ erledigt. Mit Sicherheit war er weiteren Repressalien im Leben in der DDR ausgesetzt. Wir haben nie wieder von ihm gehört.

Eine spezielle Ausbildung erfolgte in der Fachrichtung „Experimentelle Pharmakologie und Toxikologie“ (EPT) und auch nur an der Greifswalder Universität. Die Studenten dieser Richtung waren in einer eigenständigen Seminargruppe zusammengefasst. Ihre Ausbildung war im Grundstudium mit der der „normalen“ Pharmaziestudenten identisch. Im Hauptstudium belegten sie aber speziellere Fächer. Nach dem Kandidatenjahr wurden die Studenten der Fachrichtung EPT nicht zu Apothekern approbiert, d.h., sie konnten auch nicht als Apotheker in Apotheken wirksam werden. Sie waren Diplom-Pharmazeuten in ihrer speziellen Richtung. Ihre Einsatzgebiete lagen eher in der Industrie und pharmakologischen Forschungsinstituten.

Bevor ich mich aber für das Studium in Greifswald bewarb, hatte ich für wenige Wochen den Wunsch, Physik zu studieren. Ich hatte mir die Karl-Marx-Universität Leipzig als Studienort auserkoren und auch die Bewerbungsunterlagen fertiggemacht und eingetütet. Ich stand schon am Briefkasten, um die Unterlagen auf die Reise nach Leipzig zu schicken, da bekam ich plötzlich Angst vor dem Physikstudium. Eine innere Stimme sagte mir, es sein zu lassen. Nun werde ich nie erfahren, ob die Physik in mir einen guten Fachvertreter verloren hat oder nicht. Als Trost habe ich in den folgenden Jahren erfahren, dass ich mit der Physik kreativ umgehen kann, worüber ich im dritten Teil meiner Autobiografie Zeugnis ablegen werde.

Ich entschied mich also für die Pharmazie und bewarb mich in Greifswald, wo ich auch angenommen wurde; sicher wegen meiner Vorbildung als Apothekenfacharbeiter und wegen meiner guten Benotungen aus dem Abiturlehrgang an der Volkshochschule in Wernigerode.

So begann ich am 01.09.1979 mit dem Studium der Pharmazie an der Ernst-Moritz-Arndt-Universität Greifswald; von 1933 bis 2018 sollte die

Universität diesen Namen tragen. Beendet habe ich die universitäre Ausbildung am 06.07.1984 mit der Verteidigung meiner Diplomarbeit zum Thema „Die wissenschaftlichen Leistungen der zwischen 1867 und 1945 an der Friedrich-Wilhelm-Universität Breslau tätigen pharmazeutischen Hochschullehrer“.

Dem schloss sich das „Kandidatenjahr“ in der Friedrich-Wolf-Apotheke Hennigsdorf, einer Krankenhausapotheke, an. Zum 01.09.1985 erhielt ich meine Approbationsurkunde als Apotheker, ausgefertigt vom Rat des Bezirkes Rostock und unterzeichnet vom Rostocker Bezirksarzt.

Das Pharmaziestudium habe ich als ein am Arzneimittel orientiertes Chemiestudium erlebt und in Erinnerung behalten. Dieses Studium war für mich sehr schwer und ich war nicht nur kein guter Student, nein, ich war das Schlusslicht meines Matrikels. Manche Prüfung habe ich, vor allem im Staatsexamen, nur durch die tatkräftige Unterstützung meiner Kommilitonen geschafft. Ich war kein Prüfungstyp.

Das Studium hat mich einfach intellektuell nicht angesprochen. Und darüber hinaus war mir ja durch die Ablehnung zum Studium der Militärmedizin im Mai 1978 jegliches medizinisches Interesse abhandengekommen. Erst viele Jahre nach dem Studium kehrte mein Interesse an der Medizin wieder zurück, erlangte aber nie wieder die Intensität wie in der Zeit vor Mai 1978.

Was mich neben meinem Durchbruch bei Hegel im Jahre 1981 noch interessierte und bewegte, werde ich im dritten Teil meiner Autobiografie schildern. Da blieb für die Pharmazie nur sehr wenig Platz. Es gab in meiner späteren Tätigkeit als Apotheker oft Situationen, in denen ich es bitter bereut habe, nicht mehr im Studium gemacht zu haben.

Einzig mein Interesse an der Biochemie sollte mich im Studium nicht verlassen. Was mich immer wieder in der Biochemie fasziniert hat, ist die Tatsache, dass allein durch die Anordnung (Sequenz) von 4 Basen in der DNA (Desoxyribonukleinsäure) biologische Informationen in diesem Makromolekül gespeichert sind. Diese Informationen werden nach einem einfachen Code gespeichert, der in den 60er-Jahren von Marshall Warren Nirenberg (1927-2010) geknackt wurde.

Ganz offensichtlich wählt der Natur von allen denkbaren Wegen stets den einfachsten. Es sind wir Menschen, die daraus immer komplizierte Naturwissenschaft machen. So kompliziert, dass es nur wenigen vergönnt ist, deren Gipfel zu erklimmen.

Erstaunlich war, dass sich durch das Studium meine Einstellung zum aktiven Sport grundlegend geändert hat. In meiner gesamten Schulzeit und auch während der Armeezeit war Sport für mich ein

Problemfach, ich habe darüber berichtet. Dies sollte sich in Greifswald ändern. Freilich gab es auch hier einen Sporttest zu Beginn des Studiums, aber das war für mich nicht ausschlaggebend.

Wir Pharmaziestudenten waren traditionell beim Rudersport angesiedelt. Als ob man nicht schon im Studium am Rudern war, nein, im Sport war man auch bei den Ruderern. Meine Bootsklasse war der Doppelvierer mit Steuermann. Einmal war ich mit dem Einer unterwegs (dabei fiel ich ins Wasser) und auch mit dem Doppelachter mit Steuermann (die „Königsklasse" im Rudersport) bin ich mal mitgefahren, aber das waren Ausnahmen.

Während wir im Sommer auf dem Wasser unterwegs waren, haben wir im Winter Krafttraining gehabt, denn das Rudern erforderte einiges an Kondition. Nach diesen Kraftübungen gab es dann immer in gemütlichen Runden einen steifen Grog, galt es doch, die ausgeschwitzten Elektrolyte wieder aufzufüllen und gestärkt in den Feierabend zu gehen.

Insgesamt war der Sportunterricht eine willkommene Abwechslung, insbesondere, wenn man vorher stundenlang im Labormief gestanden war.

Sehr beliebt ist auch der jährliche „Stundenlauf" gewesen, bei dem es galt, eine Stunde lang seine Runden im Stadion zu drehen. Ich war zwar nie sonderlich gut, aber ich habe die Stunde immer durchgehalten. Nur darauf kam es an. Es gab keinen schulischen Zensurenstress und man war hinterher körperlich so ausgepowert, dass man sich zuversichtlich der Lernerei, also der psychischen Anstrengung, widmen konnte.

Späterhin habe ich viele Jahre hindurch aktiv Freizeitsport (Schwimmen, Laufen, Nordic Walking, Hometrainer) getrieben. Meine Sportlehrer hätten ihre Freude an mir gehabt.

Passiv fühle ich mich bis heute vom Snooker und dem Gewichtheben angezogen. Niemals könnte ich selbst solche Gewichte heben, aber mich fasziniert es, zu sehen, wie man punktgenau alle seine Kraft darauf konzentriert, derartige Lasten nach oben zu bringen.

Einmal im Studienjahr gab es sog. „Studententage", die über eine ganze Woche gingen. In dieser Zeit gab es keine regulären Lehrveranstaltungen, sondern jede Menge kulturelle und politische Foren. An allen Sektionen gab es Vorträge zu wissenschaftlichen Themen der einzelnen Fächer, die auch von Studenten anderer Sektionen besucht werden konnten.

Bei diesen „Studententagen" konnte man auch bekannten Persönlichkeiten begegnen, von denen ich insbesondere drei hervorheben möchte: den Wirtschaftswissenschaftler Jürgen Kuczynski (1904-1997), den Literaturwissenschaftler und Goethe-Forscher Hans-Jürgen Geerdts (1922-1989) und den Publizisten Karl-Eduard von Schnitzler (1918-2001).

Leider konnte ich wegen eines Arzttermins den beeindruckenden Vortrag von Kuczynski nicht verfolgen, aber ich habe ihn vorm Vortrag vor dem Hörsaal sitzen gesehen. Mit Geerdts habe ich ein Gespräch über das Verhältnis von Hegels „Phänomenologie des Geistes" und Goethes „Faust" geführt und von Schnitzler war Referent bei einem politischen Forum. Der Auftritt von Herrn von Schnitzler hinterließ selbst bei den Studenten einen bleibenden Eindruck, die sonst seine Ansichten nicht teilten bzw. denen sie sehr kritisch gegenüberstanden.

Inspiriert von einem jemenitischen Kommilitonen, den wir alle nur „Anis" nannten, hat unsere Seminargruppe sogar ein Ballett nach der Filmmusik der DEFA-Fernsehserie „Das unsichtbare Visier" (1973) einstudiert und auf mehreren Veranstaltungen der „Studententage" aufgeführt. Mit diesem Beitrag fanden wir sogar auf die Titelseite einer jemenitischen Kulturzeitschrift.

Wir haben Anis auch mal gefragt, wie er es als Ausländer schafft, eine Prüfung zu bestehen. Er sagte uns, dass er die deutsche Frage für sich im Stillen in seine Muttersprache übersetzt, in seiner Muttersprache nachdenkt und die Antwort ins Deutsche zurückübersetzt. Deshalb dauerten Prüfungen bei ausländischen Studenten auch immer etwas länger.

Ob sich DDR-Hochschullehrer bereitfanden, bei Prüfungen von ausländischen Studenten die englische Sprache einzusetzen, ist uns nicht bekannt geworden. Theoretisch hätte diese Möglichkeit bestimmt bestanden.

Einmal habe ich bei diesen „Studententagen“ die Pharmazie einfach sausen gelassen und bin zur Sektion „Physik“ gefahren, um mir dort einen Vortrag über die Herausbildung der Theorie des elektromagnetischen Feldes, der Urform einer Einheitlichen Feldtheorie, anzuhören. Dieser Vortrag hat mich tief berührt; hier war ich in meinem Element. Dennoch hat nicht das stattgefunden, was ich den „Kekulé-Effekt“ nenne. Was beinhaltet dieser Effekt?

Eines Tages wurde der Architekturstudent August Kekulé von Stradonitz (1829-1896) von einem befreundeten Kommilitonen aus der Chemie gebeten, sich mal die Experimentalvorlesung von Justus von Liebig (1803-1873) anzuhören, was Kekulé auch tat. Aus dem Stand war er derart begeistert, dass er von der Architektur zur Chemie wechselte. In die Chemiegeschichte ist Kekulé als ein Mitbegründer der organischen Strukturchemie eingegangen. Er ist der Herr, dem eines Nachts im Traum das Affenmodell des Benzolmoleküls erschienen sein soll.

Der Wechsel von der Pharmazie zur Physik erfolgte bei mir also nicht. Aber einen anderen Wechsel hatte ich zum Ende des ersten Studienjahres ins

Auge gefasst. Ich wollte von der Pharmazie zur Philosophie wechseln und bewarb mich an der Martin-Luther-Universität Halle-Wittenberg. Dort erfolgte eine Aufnahmeprüfung und weil ich, wie bereits betont, kein Prüfungstyp war, bin ich durchgefallen. Ich würde von Philosophie nicht mehr verstehen wie jeder andere Abiturient und sei daher für die Philosophie völlig untauglich. Außerdem gab man mir zu bedenken, dass man Schwierigkeiten im Studium nicht dadurch löst, indem man das Studienfach einfach wechselt. Dass dies Unsinn ist, darin werden mir Generationen von (ehemaligen) Studenten zustimmen. Man kann zu jedem Zeitpunkt ein Studium beenden bzw. das Studienfach wechseln. Es bleibt immer eine persönliche Entscheidung, deren Konsequenzen man dann eben zu tragen hat.

Irgendwo habe ich gelesen, dass man auch den Studenten Hegel für völlig untauglich in der Philosophie hielt und als Einstein seine Spezielle Relativitätstheorie herausgebracht hatte, sagte der Mathematiker Hermann Minkowski (1864-1909): „Ach, der Einstein. Dem hätte ich das gar nicht zugetraut." Minkowski war einer der Lehrer Einsteins an der ETH Zürich. In dessen Vorlesungen glänzte Einstein aber durch regelmäßige Abwesenheit.

So kann man sich in einem Studenten täuschen! Schwamm drüber.

Nach all dem blieb mir nichts weiter übrig, als mit der Pharmazie weiterzumachen und die Sache dann auch zum Abschluss zu bringen.

In das erste Studienjahr fiel auch das Ende meiner Kandidatenzeit für die SED, d.h., meine Aufnahme in die Partei stand an. Wegen meiner defizitären Studienleistungen waren die Genossen Professoren gegen meine Aufnahme in die SED. Man wollte mich also wieder nicht haben in dieser Partei. Aber vielleicht haben mich meine Leistungen im Fach „Marxismus-Leninismus" in die Partei gerettet. Bis Dezember 1989 sollte ich in der SED bleiben. Seitdem bin ich parteilos.

Die Pharmazie ist nach wie vor ein enormes Paukfach. Fleißiges Lernen wird großgeschrieben, was auch den hohen Frauenanteil bei den Pharmazeuten erklären mag; Mädchen lernen nun mal fleißiger als Jungs. Wer hart arbeitet, darf auch hart feiern. Gern erinnere ich mich an die sog. „Zellenfeten". Die Gänge im Studentenwohnheim waren in Abschnitte unterteilt, bestehend aus mehreren Zimmern auf beiden Seiten des Ganges. Diese Abschnitte waren durch Zwischentüren getrennt und wurden von uns „Zellen" genannt. Und jede Zelle feierte separat, wobei wir uns gegenseitig einluden. Es war also immer irgendwo was los.

Am Morgen nach einer solchen Fete war Aufräumen mit Restevertilgung angesagt, was wir Jungs gern übernahmen; die Restevertilgung bezog sich auf den Alkohol. Jedes Wegschütten halb leerer Flaschen hätten wir als „Alkoholmissbrauch“ deklariert. Unsere Mädels hatten wir zu den Vorlesungen geschickt und beauftragt, für uns Durchschriften anzufertigen. Das hat stets hervorragend funktioniert.

Überallhin haben wir unsere Lehrmateriealien geschleppt und sei es nur zur Beruhigung des Gewissens. Wenn wir z.B. mit dem Fahrrad zum nahe gelegenen FKK-Strand gefahren waren, haben wir dort mit den Büchern und Heftern eher empfindliche Körperteile abgedeckt, als einen Blick in die Unterlagen zu werfen. Aber der gute Wille war erkennbar und für uns ein geeignetes Ruhekissen.

Auf den Zimmern gab es Inventarverzeichnisse, denn die Zimmer waren voll möbliert, was uns 10 Mark Miete im Monat kostete. Irgendwann haben wir dem Verzeichnis auf unserem Zimmer einen weiteren Posten hinzugefügt: „ein Sack Zeug“. Zu Beginn des nächsten Studienjahres hing in unserem Zimmer ein neues Inventarverzeichnis ohne den Sack Zeug. Irgendwer verstand da keinen Spaß.

Ein weiterer „Vorfall“ sollte uns zeigen, wie wenig Sinn für Humor man offenbar an der Universität hatte. Sogar eine Abmahnung von der FDJ-Universitätsleitung brachte uns das ein mit der Androhung der Exmatrikulation im Wiederholungsfall.

Eines Tages entstand in unserer Seminargruppe die Idee, auszumessen, wie lang eine Rolle

Toilettenpapier ist. Wir also in die oberste Etage des sechsgeschossigen Studentenwohnheims und außen an der Wand entlang von Zimmer zu Zimmer die Rolle Toilettenpapier ausgerollt. Leider weiß ich die ermittelte Länge nicht mehr.

Gemeinsam mit zwei Kommilitonen habe ich auch auf dem Berliner Weihnachtsmarkt den Beweis erbracht, dass es den Weihnachtsmann tatsächlich gibt. Solle noch mal einer das Gegenteil behaupten! Jedenfalls konnte die FDJ-Universitätsleitung dabei nicht einschreiten.

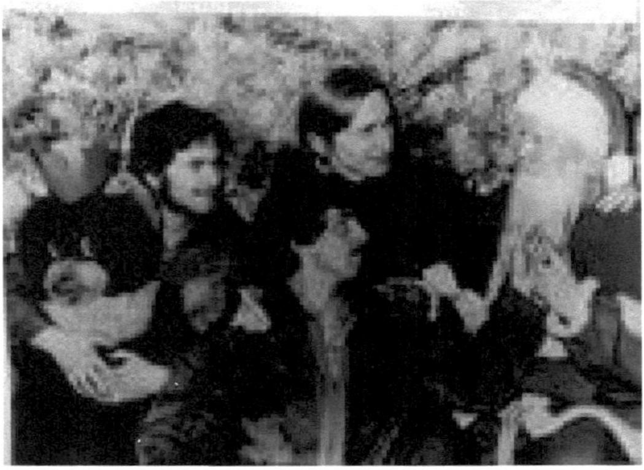

Abbildung 12: Dieses Foto vom Berliner Weihnachtsmarkt zeigt mich mit zwei Kommilitonen beim Beweis, dass es den Weihnachtsmann gibt

Auf was man aber auch alles kommt, um in diesem harten Studium nicht durchzudrehen! Es gab in der Tat Studenten, die insbesondere im Staatsexamen schweren psychischen Schaden nahmen und sich in Behandlung begeben mussten. Aber nicht in unserem Matrikel.

Schaden nehmen konnte man aber auch in anderen Situationen. Eine Kommilitonin aus meiner Seminargruppe brachte ein geschädigtes Kind zur Welt. Offensichtlich hatte sie in einem chemischen Praktikum giftige Gase eingeatmet, was bei ihrem Ungeborenen zu bleibenden Schäden führte. Mir ist nicht bekannt, ob die Kommilitonin hierfür entschädigt wurde. Ich glaube, eher nicht.

Die Bedingungen in den chemischen Praktika waren aber auch prekär, um das mal noch ganz freundlich auszudrücken. Zu Beginn des Studiums waren wir 80 Studenten im Studienjahr und haben in einem Großlabor stundenlang gearbeitet, welches vielleicht für 40 Studenten eingerichtet war. Mit Abzügen war das Labor sehr sporadisch ausgestattet, sodass manches Experiment, welches unter dem Abzug hätte stattfinden müssen, einfach am Arbeitsplatz erfolgte. Dann verschwand man eben in einer Wolke voller giftiger Dämpfe und wurde von den Kommilitonen nur noch an der Stimme erkannt; gesehen haben die einen nicht mehr. Man mag daran gar nicht zurückdenken.

Eine Sache haben wir aber alle während des Studiums in Angriff genommen, weil wir uns sagten, wenn wir vielleicht das Studium nicht erfolgreich abschließen, so haben wir wenigstens diese eine Sache geschafft: den Erwerb der Fahrerlaubnis.

Die Wartezeiten bis zum Beginn der Fahrschule wurden in der DDR nach Jahren bemessen. Viele Jugendliche traten daher nur deshalb in die „Gesellschaft für Sport und Technik“ (GST) ein, um an die Fahrerlaubnis zu kommen. In Greifswald betrug die Wartezeit sechs Monate, was für DDR-Verhältnisse ein überschaubarer Zeitraum war.

Dieses „Studienziel“ habe ich erreicht, wenngleich es für mich auch hier nicht ohne eine praktische Wiederholungsprüfung abging. In der ersten Prüfung hatte ich einem NVA-Lkw die Vorfahrt genommen, was ich bis heute nicht verifizieren kann.

Ausgestattet mit der Fahrerlaubnis und dem Diplomzeugnis wurde ich also Anfang Juli 1984 auf die Menschheit losgelassen und begann meine „Kandidatenzeit“ in Hennigsdorf. Eigentlich war der Kreis Wernigerode mein Ziel, aber zwischenzeitlich hatte ich ja meine Astrid kennengelernt und so verschlug es mich eben in den Kreis Oranienburg.

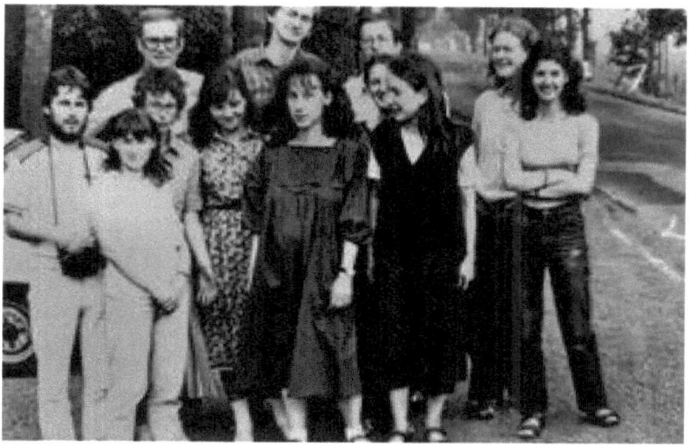

Abbildung 13: Meine Seminargruppe beim Abschiedsfest 1984

Das „Kandidatenjahr“ in Hennigsdorf ergab, dass mein Interesse an der Versorgung mit Labordiagnostika geweckt wurde. Dieses Interesse half mir bei der Suche nach einer beruflichen Veränderung in Anbetracht der bereits geschilderten prekären Wohnraumsituation im Elternhaus von Astrid.

Darüber wird im nächsten Kapitel zu berichten sein.

Kapitel 9: Tätigkeit als Apotheker in einem Pharmazeutischen Zentrum

In purer Verzweiflung über unsere Wohnsituation im ersten Ehejahr fragte ich beim Bezirksapotheker von Cottbus, Herrn OPhR R., an, ob es in seinem Bezirk nicht die Möglichkeit gibt, in der Labordiagnostika (LDA)-Versorgung tätig zu sein. Wir kannten uns ja noch von meiner Ausbildung zum Apothekenfacharbeiter. Mein Facharbeiterzeugnis trägt seine Unterschrift.

Es ergab sich eine Möglichkeit im Pharmazeutischen Zentrum Lübben-Luckau-Calau, weshalb wir am letzten Septemberwochenende 1985 nach Lübben zogen, denn dort sollte mein Einsatz erfolgen.

Die „Pharmazeutischen Zentren" (PhZ) waren eine Struktureinheit, die sich ab den 70er-Jahren im Apothekenwesen der DDR herausbildeten. Darin waren mehrere Apotheken zusammengeschlossen. Sogenannte Querschnittsabteilungen übernahmen zentralistisch für alle Apotheken Aufgaben, die zuvor von jeder einzelnen Apotheke geleistet wurden. Damit wurde eine höhere Rentabilität der Arbeitsprozesse bei gleichzeitiger Einsparung der vorhandenen Ressourcen erreicht. Die Querschnittsabteilungen waren: Ökonomie, Herstellung, Qualitätssicherung, Medizintechnik und Versorgung. Dem Ganzen stand ein hauptamtlicher Direktor vor, der gleichzeitig Kreisapotheker des Kreises war, in welchem sich der Hauptsitz des PhZ befand. Er war dem Bezirksapotheker direkt unterstellt. So war der Direktor des PhZ Lübben-Luckau-Calau auch Kreisapotheker des Kreises Lübben. Die Kreise Luckau und Calau hatten eigenständige Kreisapotheker.

Die Abteilung „Herstellung" übernahm die zentrale Herstellung von Arzneimitteln im Defekturmaßstab. In der Abteilung „Qualitätssicherung" erfolgte die chemische Untersuchung aller Ausgangsstoffe für die Apothekenrezeptur. Diese Aufgaben wurden für alle Apotheken des PhZ durchgeführt. DDR-Apotheken hatten also eine Rezeptur für die Anfertigung von Individualrezepturen, aber kein eigenständiges Labor.

Außer der Abteilung „Ökonomie" wurden alle anderen durch Apotheker geleitet. Der Ökonomieabteilung stand ein „Ökonom des Gesundheits- und Sozialwesens" vor.

Bedauerlicherweise sind die PhZ im Zuge der Herstellung der Deutschen Einheit schonungslos abgewickelt worden. Nichts davon hat Eingang in das gesamtdeutsche Apothekenwesen gefunden, nicht einmal der positive Ansatz, die Idee ihrer Herausbildung.

Ich nahm nun also am 01.10.1985 meine Tätigkeit im PhZ Lübben-Luckau-Calau, zu dem zwölf Apotheken gehörten, auf. Aber nicht als Fachgebiets(FG)-Leiter der LDA-Versorgung, sondern zunächst als kommissarischer Apothekenleiter der Delphin-Apotheke Lübben. Und das kam so. Der Direktor des PhZ, Herr OPhR P., wurde von seiner Aufgabe entbunden und übernahm die Leitung der Abteilung „Versorgung". Sein Nachfolger wurde der bisherige Leiter der Sertürner-Apotheke Lübben, Herr B.. Die Leitung der Sertürner-Apotheke übernahm dessen Ehefrau, die bisher die Delphin-Apotheke geleitet hatte.

Durch diese Tauschprozesse wurde also die Leitung der Delphin-Apotheke vakant und so setzte man mich ein; ganze vier Wochen nach meiner Approbation als Apotheker und ca. zwölf Jahre nach dem Beginn meiner Ausbildung zum Apothekenfacharbeiter, also dem Start meiner pharmazeutischen Laufbahn. Wenn das mal keine steile Karriere ist!

Nicht ohne innere Hemmung und einem Gefühl von Beklemmung (beides sollte mich in meinem Leben immer wieder bei ähnlichen Situationen begleiten) begann ich meine erste Leitungstätigkeit so kurz nach dem Studium. Ich wurde aber sehr gut im Apothekenkollektiv aufgenommen und akzeptiert. Man hatte sich wohl vorgenommen, es mir nicht gar zu schwer zu machen.

Allerdings schien mir das Apothekenkollektiv aufgewühlt und in sich wenig ruhend zu sein. So musste ich mir insbesondere die Reinigungskraft, Frau M., den Hausmeister, Herrn G., und später eine

Auszubildende heftig zur Brust nehmen, um mir Respekt zu verschaffen und Ordnung in den Laden hereinzubringen. Sehr gut verstanden habe ich mich mit meiner Stellvertreterin, Frau K., ihres Zeichens Pharmazieingenieur; auch wenn Frau K. mir in den ersten Wochen meiner Leitungstätigkeit krankheitsbedingt nicht zur Verfügung stand.

Ich glaube, Frau K. hat späterhin alles zu Entscheidende so hingedreht, dass ich glauben sollte, alle Entscheidungen seien von mir gekommen.

Die gute Seele der Apotheke war Frau P., die Ehefrau des vormaligen PhZ-Direktors. Jeden Nachmittag stand sie als Apothekenhelferin in der Offizin; da sie im Haus wohnte, manches Mal gleich in Hausschuhen.

Es kam auch schon mal vor, dass Herr P. in seiner Freizeit bei mir in der Rezeptur stand und eine Salbe oder eine Lösung herstellte. In solchen Momenten war ich sein Vorgesetzter. Was ich an ihm immer bewundert hatte, war seine totale Kenntnis der Arzneitaxe, die zur Ermittlung des AAP für die Rezepturen verwendet wurde. Er hatte alle Preise, die für jeden Ausgangsstoff nach Mengeneinheiten abgestuft waren, im Kopf und konnte so den AAP in Windeseile ermitteln.

Bei der Aneignung des Handwerkszeuges der Apothekenleitung war mir Herr B. als neuer PhZ-Direktor ein sehr hilfsbereiter Mentor. Er vermittelte mir, dass man als Apothekenleiter nicht alles selbst machen müsse, aber man sollte alle Prozesse der Apotheke verinnerlicht haben. Diese Haltung, gepaart mit meiner Prägung durch den Chef meiner ehemaligen Lehrapotheke, Herrn R., half mir bis an das Ende meiner beruflichen Tätigkeit im Jahre 2020, worüber noch zu berichten sein wird.

Von wegen nicht alles selbst machen! Manches Mal habe ich die Kohlen vom Gehweg in den Keller geschaufelt, weil es Herr G. vorzog, pünktlich Feierabend zu machen. Oft hat mich Herr P. dabei abgelöst, damit ich mich wieder der Apotheke widmen konnte. Wenn wir Apotheker in solchen Situationen nicht zusammengehalten hätten!

Allerdings stellte sich bei mir auch manchmal das Gefühl ein, dass Herr B. ein wenig eifersüchtig darauf war, dass ich mit dem Apothekenkollektiv besser klarkam als seine Ehefrau zuvor. Dann konnte er mir gegenüber besonders ungehalten sein.

Die Delphin-Apotheke Lübben besteht seit dem Jahre 1569 und ist damit die älteste Apotheke in der Niederlausitz. Ihr 420. Jubiläum im Jahre 1989 nahm ich zum Anlass, bei einer Leitungssitzung zwei Jahre zuvor, anzuregen, die Geschichte der Apotheke zu erforschen und dies vielleicht bis zur Publikationsreife zu bringen.

Prompt wurde ein FDJ-Neuererkollektiv gegründet und ich als Mentor eingesetzt. Also ehrlich, liebe Leser, die Erforschung der Geschichte einer Sache ist doch nun wirklich keine „Neuerung“, oder? Aber so war das in der DDR: Galt es, das Fahrrad zum zweiten Mal zu erfinden oder die Türklinke von rechts nach links zu setzen, wurde halt ein „Neuererkollektiv" gegründet. Es gehörte zu den Absurditäten dieses Staates.

Das Kollektiv erarbeitete also die Chronik der Delphin-Apotheke Lübben und deren Publikation sollte Ende 1989 in der damaligen Zeitschrift „Pharmazeutische Praxis", die es heute nicht mehr gibt, erfolgen.

In der ersten Fassung haben wir die Gesundheitspolitik der SED noch umfangreich gewürdigt, aber weil die Partei durch den ostdeutschen Umbruch zwischenzeitlich in Verruf geraten war, mussten die entsprechenden Passagen umgearbeitet werden. Nunmehr galt es, die gleiche Gesundheitspolitik der SED als grottenschlecht darzustellen, weil es der neue Zeitgeist so gebot.

Mit dieser Verlogenheit wollte ich nichts mehr zu tun haben und beendete meine Mentorentätigkeit. Die Chronik der Apotheke erschien dennoch, dem neuen Zeitgeist untergeordnet.

Meine Tätigkeit in der Delphin-Apotheke Lübben endete am 31.12.1986. Eine mir bereits aus dem Studium bekannte Apothekerin, Frau F., übernahm das Steuer und hat die Apotheke dann im Jahre 1991 privatisiert.

Mit Frau F. habe ich mich zu allen Zeiten sehr gut verstanden. Oft und gern haben wir uns gegenseitig über so manche Klippe bei der Berufsausübung hinweggeholfen. Zwischen uns stimmte einfach die Chemie. Übrigens war sie aus ihrem Matrikel die Einzige, die sowohl während des Studiums in Greifswald als auch später mir gegenüber immer konsequent beim verbindlichen „Sie“ blieb. Andere aus ihrem Matrikel verwendeten mir gegenüber erst nach dem ostdeutschen Umbruch die Anrede „Sie“. Vorher hieß ich bei denen immer „Du“. Verstehen muss man das nicht.

Ich selbst wechselte Anfang 1987 in die Abteilung „Herstellung“ des PhZ Lübben-Luckau-Calau und übernahm innerhalb dieser Abteilung das FG „LDA-Versorgung“, mein Wunschposten, wegen dem ich eigentlich nach Lübben gekommen war.

Gemeinsam mit meiner Mitarbeiterin, Frau S., war ich für die Versorgung aller medizinischen Labore der Kreise Lübben, Luckau und Calau verantwortlich. Diese Tätigkeit gemeinsam mit Frau S. hat mir sehr große Freude bereitet.

Allerdings war Herr B. der Meinung, dass Apotheker in den Querschnittsabteilungen des PhZ wenig ausgelastet waren, weswegen er vor allen Dingen mich oft zur Aushilfe in die Apotheken schickte, wenn dort Not am Mann oder an der Frau war. Mein Einsatzort war in aller Regel die Delphin-Apotheke Lübben (dort kannte ich mich ja bestens aus), woraus dann ganz schnell ein zwölfstündiger

Arbeitstag wurde; von 6.00 Uhr bis 18.00 Uhr und das Ganze ohne Pause.

„Sozialistische Hilfe“ nannte man derartige Sondereinsätze und es gab auch immer eine Prämie dafür, also ein Mehr an Taschengeld. Nur „Aktivist der sozialistischen Arbeit“ bin ich nie geworden. Dazu hätte mir die DDR zwischenzeitlich nicht abhandenkommen dürfen.

Da sich im Jahre 1988 der Leiter der Abteilung „Herstellung“, Herr E. (der im gleichen Matrikel war wie Frau F.) in Richtung seiner Heimat Rostock verabschiedete, wurde mir die kommissarische Leitung der Abteilung übertragen. Fachlich gefiel mir das nicht, da ich im Studium das Interesse an der Pharmazeutischen Technologie endgültig verloren hatte. Aber es war nur für ein paar Monate. Dann übernahm eine Apothekerin das Ruder, Frau PhR M., und ich konnte mich wieder den Labordiagnostika widmen. Allerdings verstand sich meine neue Chefin nicht mit der Leiterin der Abteilung „Qualitätssicherung“, Frau R., sodass ich oft den Vermittler zwischen diesen beiden Frauen spielen musste. Jede von den beiden Frauen klagte mir ihr Leid über die andere.

Mir blieb nichts anderes übrig, als Partei zu ergreifen für die Frau, die gerade da war. Andernfalls wäre ich zwischen den beiden zerrieben worden.

Im Jahre 1988 begann ich meine auf vier Jahre angelegte Ausbildung zum Fachapotheker. Meinem beruflichen Einsatz entsprechend wählte ich die Fachrichtung „Arzneimittelkontrolle". Zur Erinnerung: Das Gebiet „Labordiagnostika" war auch an der Universität Greifswald im WB „Arzneimittelkontrolle" integriert.

Die Ausbildung zum Fachapotheker erfolgte in der DDR an der „Akademie für ärztliche Fortbildung" in Berlin, dauerte vier Jahre und umfasste die Richtungen „Allgemeinpharmazie", „Pharmazeutische Technologie" sowie „Arzneimittelkontrolle".

Mir gefiel die Fachapothekerausbildung besser als das Pharmaziestudium, weil ich recht gut mit dem Unterrichtsstoff klarkam. Hier hatte ich auch Erfolgserlebnisse, die mich anspornten. In dieser Zeit widmete ich mich Fragen der Einwirkung von Arzneimitteln auf die Bestimmung von Laborparametern. Sogar eine biochemische Theorie wollte ich dazu erstellen. Aber mit dem Ende meiner Tätigkeit in der „LDA-Versorgung" verlor ich daran jedes Interesse. Es standen danach andere Dinge an, welche meine gesamte Aufmerksamkeit beanspruchten, worüber noch zu berichten sein wird.

Da ich Anfang 1991 wieder in die öffentliche Apotheke wechselte, beendete ich die Ausbildung zum Fachapotheker ohne Abschluss. Die Möglichkeit der Weiterführung und des Abschlusses hätte mir die Apothekerkammer Brandenburg geboten, aber diese Dinge passten einfach nicht mehr zu meinem beruflichen Umfeld nach 1990.

Zur Vorbereitung auf die anstehende Selbstständigkeit war ich im September 1990 bei einem Apotheker in Hückelhoven bei Mönchengladbach. Dieser Aufenthalt war für mich sehr interessant, weil ich Einblick erhielt in den Arbeitsablauf einer privatwirtschaftlich geführten Apotheke, was uns DDR-Apothekern völlig unbekannt war.

Diesen Aufenthalt hatte die Direktorin der Abteilung „Ökonomie“ des PhZ, Frau B., vermittelt. Sie kannte jemanden, der den Apotheker kannte; wie das so läuft im Leben.

Der Kollege in Hückelhoven suchte allerdings jemanden, der ihm helfen sollte, einen Fuß in Ostdeutschland hineinzubekommen. In dieser Frage kamen wir leider nicht zueinander. Überhaupt hatten wir unsere Schwierigkeiten mit der zwischenmenschlichen Chemie. Einige Wochen später sollte ich von Frau B. erfahren, dass der Hückelhovener Apotheker inzwischen verstorben war.

Da ich nun aber schon mal im Westen war, wollte ich meiner Frau natürlich ein Souvenir mitbringen. Und was habe ich ihr mitgebracht? Einen Wischmopp von WELEDA. Die gab es nämlich in der untergehenden DDR noch nicht. Es war gar nicht so einfach, das lange und unförmige Ding im Zug von Mönchengladbach nach Lübben zu transportieren. Aber kein Opfer ist einem zu groß, um der zu Hause gebliebenen Frau eine Freude zu machen!

Überhaupt war der Herbst 1990 dadurch gekennzeichnet, dass man Vortragsveranstaltungen über das BRD-Apothekenrecht und über die Ökonomie einer privatwirtschaftlich geführten Apotheke besuchte bzw. diese Kenntnisse im Selbststudium aneignete. Dieser Prozess sollte sich noch ein Stück weit in die 90er-Jahre hineinziehen.

Es gab eine Unliebsamkeit, mit der man uns Apotheker besonders gern betraute: SMR (Spezielle Medizinische Reserve). Da waren wir „hochgebildeten Lageristen" eingesetzt und berufen vom Kreisarzt, der in dieser Funktion auch unser Fachvorgesetzter war. Jeder hatte also ein SMR-Lager mit verschiedenen Artikeln, vor allem Arzneimittel und Verbandstoffe in Unmengen, die als Reserve für den „Ernstfall" galten. Gelegentlich wurden diese Dinge gewälzt, also in den normalen Versorgungsprozess überführt. Es war ein Riesenaufwand, diese Lager zu betreiben, und die Bestände haben ohnehin nie gestimmt.

Mit Ablauf des 31.12.1990 stellte das PhZ Lübben-Luckau-Calau seine Tätigkeit ein. Seine Querschnittsabteilungen wurden „abgewickelt" und die Apotheken der drei Kreise in die wirtschaftliche Selbstständigkeit unter der Schirmherrschaft der Treuhandanstalt entlassen. Aus dieser Schirmherrschaft heraus konnten sie dann von den Apothekern erworben und privatisiert werden.

Den Abschied aus dem PhZ empfand ich als recht würdelos. In einem Wisch von Papier, der eher der 45. Durchschlag als das Original war, wurde uns für die jahrzehntelange Mitarbeit und Treue gedankt und man wünschte uns allen alles Gute für das weitere Leben. Kurz und knapp, aber nicht schmerzlos!

Und wie das Leben für mich weiter ging, werde ich im nächsten Kapitel berichten.

Kapitel 10: Selbstständigkeit

Gemäß dem Einigungsvertrag mussten die PhZ aufgelöst werden, was zur Freisetzung vieler Apotheker führte. Weil westdeutsche Apotheker für einige Jahre keine Apotheke in den neuen Bundesländern eröffnen durften, entstand für die freigesetzten DDR-Apotheker eine außerordentlich lukrative Situation. Sie konnten in Ruhe die sich in Treuhandvermögen befindlichen Ex-PhZ-Apotheken erwerben. Absolut war diese Ruhe allerdings nicht, denn bereits bestehende Apotheken durften auch von westdeutschen Apothekern erworben werden.

Für ganz wenige Jahre konnten Apotheken auch durch Pharmazieingenieure weiterhin geleitet werden, aber von dieser Möglichkeit ist zumindest im Bezirk Cottbus kein Gebrauch gemacht worden.

So rief mich im Herbst 1990 der Cottbuser Bezirksapotheker, Herr OPhR R., an und fragte, ob ich bereit sei, die Golßener Adler-Apotheke, die damals noch von einem Pharmazieingenieur geleitet wurde, ab 1991 zu übernehmen. Anderenfalls müsse er die Apotheke schließen.

Da ich drohte, nach dem Ende des PhZ Lübben-Luckau-Calau in die Arbeitslosigkeit abzurutschen, ließ ich mich nach ein paar Tagen Bedenkzeit auf diesen Deal ein. Außerdem hatten wir inzwischen einen Pkw, einen „Dacia“, erworben, für den es in Golßen eine Werkstatt gab. Das Auto hatte also ein gehöriges „Mitspracherecht“ bei dieser wichtigen beruflichen Entscheidung.

Damit begann am 01.01.1991 meine Tätigkeit in der Adler-Apotheke Golßen, zunächst für ein Jahr als Treuhandverwalter. Zum 01.01.1992 habe ich diese Apotheke privatisiert und bis zu ihrer Schließung am 31.12.2014 betrieben.

Die Adler-Apotheke Golßen war eine altehrwürdige Apotheke, ein pharmaziehistorisches Kleinod. Sie bestand seit den 30er-Jahren des 19. Jahrhunderts und war ca. 120 Jahre im Besitz einer Apothekerfamilie. Der letzte Besitzer hat die Apotheke Mitte der 50er-Jahre des vergangenen Jahrhunderts an den Rat des Kreises Luckau abgegeben und ist in den Ruhestand getreten. Er hatte in seiner Familie keinen Nachfahren für die Apotheke, abgesehen davon, dass in den 50er-Jahren viele Privatapotheken in der DDR verstaatlicht wurden. Wenige Jahre später ist er verstorben und wurde auf dem Golßener Friedhof in einem Ehrenhain beigesetzt.

Seit dem 01.10.1895 befand sich die Apotheke an ihrem letzten Standort im Ortskern. Aus dieser Zeit stammte auch das Mobiliar der Offizin, welches unter Denkmalschutz steht und in der Denkmalschutzliste des Landes Brandenburg verzeichnet ist. Nach der Schließung der Apotheke habe ich dieses Mobiliar im Jahre 2015 dem Amt „Golßener Land“ übereignet. Inzwischen wurde es an anderer Stelle in

Golßen wieder aufgebaut, leider unter vollständiger Zerstörung des zusammengehörenden Ensembles.

Der Sprung in die Selbstständigkeit erfolgte in schwieriger Zeit. Sowohl das Land Brandenburg als auch die Standesorganisationen (Apothekerkammer, Apothekerverband) befanden sich noch im Prozess der Konsolidierung, brauchten also einige Zeit bis zur vollen Funktionstüchtigkeit. Vom Potsdamer Gesundheitsministerium kamen nur sofort umzusetzende Anforderungen, aber ansonsten wenig Erfreuliches für den Apothekerstand. Egal, ob der Minister Alwin Ziel (geboren 1941) oder Regine Hildebrandt (1941-2001) hieß.

Das „größte Ei" legte allerdings der bundesdeutsche Sozialminister Norbert Blüm (1935-2020). Seine berüchtigte „55-Prozent-Regel" bei den Arzneimitteln brachte den West-Ost-Warenverkehr beinahe zum Erliegen, weshalb er auch vom Bundeskanzler Helmut Kohl (1930-2017) aller seiner Ämter enthoben wurde. Der überwiegend in den alten Bundesländern angesiedelte pharmazeutische Großhandel tat sich durch den von Blüm erwirkten Preisabschlag sehr schwer, unter solchen Bedingungen in den Osten zu liefern, was es den ostdeutschen Apotheken schwierig machte, ihre Versorgungsaufgabe zu erfüllen.

Blüm wurde „abgewickelt", die „55-Prozent-Regel" abgeschafft und die westdeutschen Großhändler begannen, in den neuen Bundesländern

Niederlassungen zu gründen. Dies war das Gebot der Stunde! Nur dadurch konnte die Arzneimittelversorgung im Osten zunehmend konsolidiert werden.

Im Laufe des Jahres 1991 bereitete ich die Privatisierung der Apotheke vor. Hierzu bediente ich mich eines Wirtschaftsberatungsunternehmens, denn es galt, ein Unternehmenskonzept zu erarbeiten, um Gespräche mit den Banken führen zu können. Üblicherweise hatten privatisierungswillige Ex-DDR-Apotheker nicht das Eigenkapital, um den Schritt in die Selbstständigkeit erfolgreich bewältigen zu können.

Wie in so vielen Fällen waren auf das Gebäude, in welchem sich die Apotheke befand, Rückübertragungsansprüche durch die im Westen lebenden Nachkommen des letzten Apothekenbesitzers angemeldet worden, was so nebenher auch eine anwaltliche Vertretung meinerseits erforderlich machte. Diese Nachkommen waren nämlich der Meinung, dass ihr Vorfahre enteignet wurde; ich habe bereits dargelegt, dass dem nicht so war.

In einer ersten Stufe ging es mir aber zunächst um die Privatisierung der Apotheke. Alle privatisierungswilligen Apotheker des Bezirkes Cottbus hatten sich in Potsdam einer Überprüfung zu unterziehen, ob sie, als in der DDR herangebildete „sozialistische Persönlichkeiten“, politisch-ideologisch überhaupt in der Lage sind, im Kapitalismus eine

Apotheke zu leiten. Bei diesen Überprüfungen, die dem Staatsexamen des Pharmaziestudiums in nichts nachstanden, tat sich der Kreisapotheker von Elsterwerda, ein ehemals strammer SED-Genosse, als besonders gründlich hervor; etwa damit zu vergleichen, wie wenn ehemals stramme Nazis den Entnazifizierungsprozess durchgeführt oder gar beim Nürnberger Kriegsverbrechertribunal 1945/46 selbst zu Gericht gesessen hätten. Geschichte scheint sich eben doch zu wiederholen, den „Wendehälsen" von damals sei Dank.

Jedenfalls habe ich, wie alle anderen auch, diese peinliche Überprüfung bestanden und so erhielt ich an jenem 11.12.1991 die Erlaubnis zum Betrieb der Adler-Apotheke Golßen ausgehändigt. Diese Betriebserlaubnis war notwendig, um die Apotheke von der Treuhandanstalt zu erwerben.

Ausgestattet mit einem Kredit in Höhe von 100.000 DM, den ich innerhalb eines Jahres in zwei Raten wieder zurückzahlte, kaufte ich die Apotheke zum 01.01.1992.

Damit war die erste Hürde genommen. Die zweite bestand im Umbau der Apotheke, galt es doch, die Einrichtung den Anforderungen der ApBetrO anzupassen, wofür der Einigungsvertrag den ostdeutschen Apotheken eine Frist bis zum 01.01.1996 gesetzt hatte.

Parallel zum Umbau der Apotheke sollten in der oberen Etage aus einer großen, zwei kleinere

Wohnungen entstehen und der Keller musste grundhaft saniert werden, denn er war hochgradig durchfeuchtet. Ein Riesenberg an berufsfremder Arbeit kam auf mich zu, hatte das Wirtschaftsberatungsunternehmen mich doch als Bauherren eingesetzt.

Ein Architekturunternehmen wurde beauftragt, das Konzept für die Umbauarbeiten zu entwerfen. Der Denkmalschutz musste wegen des Offizinmobiliars eingeschaltet werden. Im Hintergrund liefen die juristischen Verhandlungen mit der Treuhandanstalt wegen der Restriktionsansprüche. Da sich meine bisherige Hausbank, die Commerzbank AG, weigerte, den weiteren Prozess am Haus finanziell zu begleiten, musste eine neue Bank gefunden werden. Der Apothekeneinrichter musste mit ins Boot geholt werden; ich entschied mich für die Firma Fahrenberger. Und, und, und …

Weil ich meinen Mitarbeiterinnen und der Kundschaft keine Baustelle zumuten wollte, wurde ich bei der Amtsverwaltung vorstellig, um eine Ausweichräumlichkeit zu erfragen. Mein Ansinnen wurde von der Amtsdirektorin, auch eine gewendete stramme SED-Genossin und vormalige Staatsbürgerkundelehrerin, mit den Worten schroff zurückgewiesen, die Apotheke sei mein Privatvergnügen.

Nachdem eine neue Bank gefunden war, die Deutsche Apotheker- und Ärztebank eG, und alle juristischen Probleme gelöst worden sind, konnte meine

Ehefrau Astrid – einem Vorschlag meines Steuerberaters folgend – die Immobilie von der Treuhandanstalt erwerben. Nun standen wir mit ca. 1½ Millionen DM in der Kreide.

Unglücklicherweise hatte sich inzwischen ein Mitarbeiter des erwähnten Architekturunternehmens gemeinsam mit seiner Frau selbstständig gemacht und die Baumaßnahmen am Objekt in Golßen begleitet. Es sollte sich nämlich herausstellen, dass er nicht die elementarsten Architekturkenntnisse hatte. Seine bauphysikalischen Berechnungen wurden von der Baubehörde regelmäßig als fehlerhaft zurückgewiesen. Die Zusammenarbeit zwischen diesem Architekten und sämtlichen Gewerken gestaltete sich als so schwierig, dass ich viele koordinative Aufgaben selbst übernehmen musste.

Am Nachmittag des 01.07.1993 starteten die Baumaßnahmen und nach etwa einer halben Stunde war der erste Baustopp verfügt worden. Der Architekt hatte sich bei seinen Statik-Berechnungen vertan, und die gesamte Rückwand des Gebäudes drohte einzustürzen. Solche von diesem Architekten verursachten Pannen und Pleiten zogen sich durch den gesamten Bauprozess.

Es begann ein Leben auf der Baustelle, was für alle eine Zumutung war. Lärm und Dreck wurden für uns zum ständigen Begleiter. Wirklich alles wurde runderneuert: Strom, Wasser, Heizung, wirklich alles. Die Offizineinrichtung wurde nach den Vorgaben des Denkmalschutzes und in enger Abstimmung mit dem Apothekeneinrichter in einer Cottbuser Firma überarbeitet.

Nach einem halben Jahr war dieser Kraftakt geschafft. Am 01.01.1995 konnte ich die neu gestaltete Apotheke für die Kundschaft wieder eröffnen, worüber auch in der Lokalpresse berichtet wurde.

Im Hintergrund begannen jetzt die Bauarbeiten im Dachgeschoss, welches wir zu einer Wohnung ausbauten. Diese Wohnung konnte ich mit meiner Familie Anfang 1996 beziehen.

Jetzt endlich konnte ich mich meinen Aufgaben als Leiter der Apotheke widmen, meine Kunden kennenlernen und die so wichtige Zusammenarbeit mit der umliegenden Ärzteschaft aufbauen. Durch die mentale Abwesenheit in den Golßener Anfangsjahren von 1991 bis 1995 hatte ich enorm viel aufzuholen und es blieb immer das Gefühl, nie alles geschafft zu haben.

Am 01.10.1991 hatte Astrid ihre Tätigkeit in meiner Apotheke begonnen, auch um nach unserem Umzug nach Golßen nicht in die Arbeitslosigkeit zu geraten. Sie begann ihre Ausbildung zur Apothekenhelferin, die sie vorzeitig mit ausgezeichnetem Erfolg abschloss.

Wir hatten beide stets das Gefühl, von Teilen der Belegschaft nicht wohlgelitten zu sein. Es lag immer eine gewisse Spannung in der Luft, ausgehend von einer Mitarbeiterin, die ich als Pharmazieingenieurin auch am 01.10.1991 eingestellt hatte. Eigentlich sollte diese Mitarbeiterin als meine Stellvertreterin fungieren, aber mit einer Frau K, aus der Delphin-Apotheke war sie nicht zu vergleichen; sie war das totale Gegenteil von Frau K.. So etwas, wie Frau K. sollte mir nie wieder begegnen.

Diese Mitarbeiterin hat in ihrer narzisstischen Art jahrelang das gesamte Team gegen mich und Astrid aufgebracht. Das zeigte sich insbesondere, wenn sie nicht da war (und das geschah oft und regelmäßig). Dann war es ein herrlich entspanntes Arbeiten im Team.

Ich muss gestehen, dass ich als Chef in vielen Dingen auch zu nachsichtig war, und das ist von Teilen der Belegschaft redlich ausgenutzt worden. Ich war nicht der „Durchreißer“.

Vielen Menschen dürfte noch der Jahreswechsel 1999/2000 in Erinnerung sein. Jede Woche kam vom EDV-Anbieter eine neue Version, die einzuspielen war, damit der Computer merkt, dass auf den 31.12.1999 der 01.01.2000 und nicht irgendetwas anderes folgte. Ein unbeschreiblicher Aufwand wurde betrieben und dann hatte der Computer keine Probleme mit der Datumsumstellung.

Niemand weiß, ob es ohne diesen Aufwand tatsächlich zu Problemen gekommen wäre. Aber vielleicht ist das auch gut so. Lieber ein bisschen Hektik als zu gutgläubig an eine Sache herangehen; getreu dem Motto „Bloß keine Hektik vermeiden!“

Da tun wir Menschen uns schon schwerer mit dem Jahrtausend- bzw. Jahrhundertwechsel. Mal nachrechnen, liebe Leser: diese Wechsel erfolgten tatsächlich am 01.01.2001 um 0.00 Uhr und nicht ein Jahr zuvor. Ein Jahr „0 unserer Zeitrechnung“ hat es nicht gegeben. Daher gehört Jahr 2000 noch zum vorherigen Jahrhundert bzw. Jahrtausend. Damit hätten wir auch das geklärt.

Eine entspannte Zeit erlebte ich in meiner Apotheke, nachdem ich betriebsbedingt im September 2011 meine Apothekerin, die seit 2003 in meiner Apotheke tätig war, entlassen musste. In dieser Zeit erschien der Entwurf für eine neue ApBetrO, die Mitte 2012 in Kraft trat. Gemeinsam im Team haben wir uns durch diesen Entwurf gearbeitet und Ideen entwickelt, wie wir die neuen Vorschriften in der Apotheke umsetzen wollten. Das waren Gespräche, an die ich mich wirklich gern zurückerinnere.

Aber diese Phase sollte nicht lange andauern. In den Jahren 2013/14 bekam ich große gesundheitliche Probleme und sollte bald spüren, dass Teile der Belegschaft dies zum Anlass nahmen, sich endgültig mental von meiner Apotheke verabschiedeten.

Es passierten in dieser Zeit auch Sachen, die man nicht vergisst, wie die nachfolgend dargestellten.

Eines Tages klingelte in der Apotheke das Telefon und meine PTA nahm den Hörer ab. Der Anrufer stellte sich vor unter dem Namen „Ivan Rebroff“. Meiner PTA fiel fast der Hörer aus der Hand: Der große Ivan Rebroff rief ausgerechnet in unserer Apotheke an, weil es ihm nicht gut ging. Er bestellte bei uns ein Medikament, welches von seinem Mitarbeiter abgeholt wurde.

Damit hatten wir den Auftritt des Sängers Hans Rolf Rippert, genannt „Ivan Rebroff“ (1931-2008), im Nachbarort gerettet. Allerdings gab es in diesem Ort auch eine Apotheke, die angeblich so unglaublich gut und vorbildlich gewesen sein soll. Nie haben wir erfahren, warum die nicht helfen konnten.

Und noch einmal sollte in der Apotheke das Telefon klingeln und der Anrufer (es war die oben erwähnte Pharmazieingenieurin) eine Nachricht mitteilen, die uns bis ins Mark erschütterte. Es war an einem Dienstagnachmittag im Jahre 2001, als uns die Mitarbeiterin anrief und uns aufforderte, wir sollten mal den Fernseher anmachen, sie glaube, es sei Krieg. Wir machten den Fernseher an und sahen das Drama mit den Zwillingstürmen des World Trade Center: Es war der 11.09.2001.

Im Dezember 2001 bin ich zu meiner Hausbank nach Berlin gefahren, um die Erstausstattung an Euro-Münzen für die Apotheke abzuholen. Wie sich das gehört für Bankgeschäfte hatte ich meinen schwarzen Aktenkoffer dabei. Nur Sonnenbrille, Hut, Armani-Anzug und (Spielzeug-)Pistole fehlten noch zum Mafioso. Stolz habe ich dann meinen

Mitarbeiterinnen das neue Kapital präsentiert. Die durften es schon einmal anfühlen und beschnuppern.

Zum 01.01.2002 wurde der Euro in zwölf Mitgliedsstaaten der Europäischen Union als Bargeld eingeführt. Für Deutschland ergab sich der Umrechnungskurs zu 1 EUR = 1,95583 DM. Wer denkt sich eigentlich immer solche Dinge aus, die sich sowieso kein normales Gehirn merken kann? Wie oft musste ich diese Umrechnung irgendwo nachlesen!

Jedenfalls sollte das mit dem Euro so ablaufen, dass die Kunden ihre Preise in DM bezahlen und wir das Wechselgeld in Euro herausgeben. Wunderbar hat das funktioniert, weil unser Kassensystem so vorbereitet war. Es zeigte das von uns herauszugebende Wechselgeld gleich in Euro an. Auf diese elegante Weise wurde die neue Währung unter das Volk gebracht. Ich glaube, nie zuvor und nie wieder danach hatte Politik eine so gute und ausgefeilte Idee.

Zu einem eigenständigen Kapitel sollte auch in meiner Apotheke das Qualitätsmanagementsystem (QMS) werden, zumal es 2012 durch die neue ApBetrO zur Pflicht wurde. Anfangs ein überzeugter Gegner wurde ich nach einer Tagesschulung im Jahre 2008 zu einem totalen Fan der Sache. QMS wurde zu einem regelrechten Steckenpferd bei mir und so machte ich mich mit viel Aufwand daran, es in meiner Apotheke zu installieren. Jede

Mitarbeiterin erhielt den Auftrag, mir Zuarbeiten aus ihrem jeweiligen Arbeitsbereich zu erstellen, was sehr gut funktionierte.

Von April 2006 bis Dezember 2007 absolvierte ich eine Heilpraktiker-Ausbildung am CHIRON Bildungs- und Gesundheitszentrum Dohma. Damit wollte ich meine medizinischen Kenntnisse reaktivieren und auffrischen. Insbesondere die Anatomie zog mich in ihren Bann. Allerdings darf ich die Berufsbezeichnung „Heilpraktiker" nicht tragen, weil ich mich nicht der amtsärztlichen Überprüfung unterzogen habe. Ich absolvierte nur mit Erfolg die Abschlussprüfungen des CHIRON.

Bereits während meiner Ausbildung zum Apothekenfacharbeiter erwachte mein Interesse an gesundheitsökonomischen Fragestellungen, welches mich nie wieder verlassen sollte. Mein erster Chef, Herr OPhR R., sah in mir folgerichtig einen künftigen Gesundheitsökonomen und weniger einen aufstrebenden Pharmazeuten. Die Pharmazie war nach seinem Empfinden nicht mein Ding.

So war es wohl nur folgerichtig, dass ich 2007 ein Fernstudium zum „Praktischen Betriebswirt für die Pharmazie" an der Wirtschaftsakademie Deutscher Apotheker (WDA) GmbH aufnahm. Diese schloss ich 2009 erfolgreich ab. Anschließend absolvierte ich ein einsemestriges Aufbaustudium zum MBA „Health Care Management", wobei ich mich besonders für die vergleichenden Studien zu

Gesundheitssystemen einzelner Länder begeisterte. Beide Ausbildungen erfolgten an der Wirtschaftswissenschaftlichen Sektion der Universität Bayreuth.

Zum Abschluss der MBA-Ausbildung war eine Masterarbeit zu schreiben. Ich wählte als Thema die zunehmende Restriktionspolitik der Krankenkassen gegenüber den Leistungserbringern im Gesundheitswesen. Mein Mentor war der Gesundheitsökonom Peter Oberender (1941-2015).

Durch meine Zeit in Bayreuth wurde ich zum Liebhaber von Richard Wagner (1813-1883). Also, Wagner ist in Bayreuth so präsent wie Goethe in Weimar. In beiden Fällen denkt man, dass einem diese Herren in jedem Moment über den Weg laufen werden. Wer das nicht spürt, ist nie wirklich in Bayreuth gewesen und auch nicht in Weimar.

Im Laufe meiner Selbstständigkeit gelang es mir, eine geachtete Stellung bei der Kundschaft und den ortsansässigen Ärzten zu erarbeiten. Insbesondere fasste die Kundschaft zu mir ein zunehmendes Vertrauen. Wenn ein Kunde mir sein Problem geschildert hat, haben wir gemeinsam eine Lösung erarbeitet und er musste damit rechnen, dass ich einige Zeit später fragte, ob die erarbeitete Lösung etwas gebracht hat. So blieb ich immer auf dem Laufenden, was die Gesundheit meiner Kundschaft betraf. Zunehmend haben Kunden nach mir, „ihrem

Apotheker“, gefragt und sich nicht auf eine Beratung durch mein Team eingelassen.

Auch habe ich der Kundschaft gern und oft den medizinischen Hintergrund der vom Arzt eingeleiteten Therapie erläutert, wobei ich streng darauf achtete, dass ich nicht Dinge erzählte, die der Kunde nicht auch hätte vom Arzt erfahren können.

Dennoch: Durch meine gesundheitlichen Probleme in den Jahren 2013/14 gelang ich in meiner Apotheke mehr und mehr ins Hintertreffen.

Anfang 2014 überraschte mich eine Kundin mit der Nachricht, in Golßen würde eine zweite Apotheke entstehen. Zweitausend Einwohner und zwei Apotheken – das schien mir betriebswirtschaftlich völlig undenkbar. Wer bitteschön sollte sich ernsthaft darauf einlassen?

Ich wurde bald eines Besseren belehrt. In der Tat hatte eine Apothekerin aus Luckau geplant, in Golßen eine Filialapotheke einzurichten. Die Golßener Stadtverordneten hatten dafür bereits ihre Einwilligung erteilt.

Unter dem Vorwand, meine Apotheke käuflich erwerben zu wollen, hatte sich diese Luckauer Apothekerin meine betriebswirtschaftlichen Daten erschlichen, um sich in Ruhe ein Konzept zu erarbeiten, mit dem sie mich vom Markt drängen konnte. Während ich im September 2013 in der Berliner Charité stationär behandelt wurde, hat sie meine

PTA und PKA abgeworben. Beide präsentierten mir ein Jahr später ihre Kündigung.

Leider gewann ich für beide keine Nachfolger. In Absprache mit meinem Steuerberater bereitete ich daraufhin meinen Rückzug vor.

Am 01.12.2014 eröffnete die neue Apotheke in Golßen, weshalb ich am 31.12.2014 die traditionsreiche Adler-Apotheke abschloss. In den letzten beiden Wochen habe ich mit Astrid allein in der Apotheke gestanden. Alle anderen meiner Belegschaft hatten entweder gekündigt oder sich für den Rest des Jahres krankschreiben lassen. Jedenfalls hatten sie feige das sinkende Schiff verlassen. Nur der Kapitän und die Steuerfrau waren noch an Bord geblieben.

Ohne jede Not hatten sich die Stadtverordneten entschieden, dass eine neue Apotheke hermusste. Meine Reaktion, die altehrwürdige Apotheke für immer zu schließen, war für meine Kunden ein Schock. Mancher hat sich von mir mit einer Träne im Knopfloch verabschiedet und auch die Ärzte ließen mich nur ungern ziehen. Alle wussten, was sie an „ihrem Apotheker“ hatten.

Obwohl sich der Leser daran erinnern mag, dass „Rentner“ einst mein Berufswunsch war, stand mir der Sinn nicht nach Ruhestand. Das mit dem „Rentner“ war damals auch nur so daher gesagt. Niemand hat das je ernst genommen.

Es musste weitergehen und es ging weiter. Nach zwei vergeblichen Versuchen, in die Unselbstständigkeit zurückzukehren, war ich bundesweit als Vertretungsapotheker unterwegs und habe so meine pharmazeutische Laufbahn ausklingen lassen. Darüber möchte ich nun im nächsten Kapitel berichten.

Kapitel 11: Tätigkeit als Vertretungsapotheker

Nach dem Ende meiner Selbstständigkeit war ich zunächst bestrebt, als angestellter Apotheker in einer öffentlichen Apotheke tätig zu sein.

Den ersten Versuch startete ich ab dem 01.03.2015 in einer Apotheke in Berlin-Schönefeld. Zunächst verstand ich mich mit der Leiterin recht gut, was sich aber innerhalb weniger Tage änderte. Sie war ein richtiger Kontrollfreak. Von ihrer Wohnung aus konnte sie sich in das Computersystem der Apotheke einwählen und so den Mitarbeiter in seinen Handlungen permanent kontrollieren. Da konnte man nur alles falsch machen.

Von mir erwartete sie, dass ich die Preisberechnung bei OTC-Artikeln vor den Kunden vorzunehmen habe, d.h., der Kunde sollte merken, wie er in dieser Apotheke „ausgenommen" wurde. Außerdem durfte ich nicht vom Kunden gewünschte Artikel abgeben, sondern die von ihr festgelegten.

Da meine Augen tief in den Augenhöhlen liegen, bekommt meine Physiognomie ohne mein Zutun einen strengeren Blick. Auch dieser wurde mir verboten. Permanentes Lächeln gegenüber der Kundschaft war befohlen!

Obendrein hatte ich noch die „Frechheit" besessen, der PKA anzuraten, beim Wareneingang nicht Wick-Bonbons zu kontrollieren, sondern besonders preisintensive Arzneimittel, weil hierbei

Reklamationen geschäftsschädigend für die Apotheke seien. Damit hätte ich meine Kompetenzen überschritten und die Autorität der Chefin untergraben.

Am 10.03.2015 erhielt ich meine fristlose Kündigung und ein Hausverbot. Ich flog also regelrecht aus dieser Apotheke heraus.

Den nächsten Versuch startete ich am 01.05.2015 in einer Apotheke in Bestensee. Dort war ich als Filialleiter der Apotheke Neu Lübbenau vorgesehen, sollte mich aber erst einmal mit den Gepflogenheiten im Betrieb vertraut machen. Der Leiter der Apotheke in Bestensee wollte sich in den Ruhestand zurückziehen und sein Sohn sollte die Nachfolge antreten. Dieser war zu diesem Zeitpunkt Leiter der Apotheke Neu Lübbenau. An seine Stelle würde ich dann treten.

In dieser Apotheke wurde ich aber vom Team gemobbt. Ein Beispiel: Die Geldscheine waren in den Kassen ungeordnet abgelegt. Manche lagen mit der Vorderseite nach oben, andere nach unten. Einige zeigten nach links, andere nach rechts. Wer war schuld an diesem Durcheinander? Natürlich Herr Rosenbaum! Also wies man mich im schroffen Ton darauf hin, dass man in dieser Apotheke die Scheine nach rechts ausrichtete und die Zahlen nach oben zeigen.

Wahrscheinlich hatte ich aus „ideologischen“ Gründen die Geldscheine versehentlich nach links ausgerichtet. Mir war halt entfallen, dass wir inzwischen in einem RECHTSstaat lebten!!

Jedenfalls war ich froh, als mir der Chef am 15.05.2015 endlich die sofortige Kündigung überreichte. Natürlich war ich daran schuld, dass das nicht funktionierte mit mir und seiner Apotheke. Wer sonst?!

Liebe Leser, diese beiden fehlgeschlagenen Versuche sind eigentlich nur Fußnoten in meinem Leben. Ich habe sie hier deshalb aufgeführt, weil es sonst eine Lücke in meiner Biografie gäbe. Bei der Chefin der Schönefelder Apotheke und im Team der Bestenseer Apotheke begegnete mir eine Ideologie, für die es in Deutschland seit dem 08.05.1945, dem Sturz des Hitlerfaschismus durch die alliierten Streitkräfte, keinen Platz mehr gibt oder geben sollte.

Nachdem ich mich von diesen Eindrücken erholt hatte, fasste in Absprache mit meinem Steuerberater den Entschluss, als Vertretungsapotheker bundesweit tätig zu werden. Insbesondere riet er mir, dies im Angestelltenverhältnis und nicht in Selbstständigkeit zu machen. Selbstständiger Vertretungsapotheker zu sein, wäre für mich mit einem erheblichen bürokratischen Aufwand verbunden gewesen und auch mein Steuerberater hätte einigen Aufwand gegenüber dem Finanzamt gehabt.

Das wollten wir uns beide ersparen und ich konnte alles auf meine Arbeitgeber abwälzen. Ich habe also eine Anzeige bei der Apothekerkammer Brandenburg geschaltet und mich bei einer Stuttgarter Vertretungsagentur registrieren lassen. Eine Freundin meiner Tochter erarbeitete eine Vertretungs-Homepage für mich und so konnte es ab dem 01.07.2015 losgehen.

Meine Vertretungen führten mich nach Mecklenburg-Vorpommern, Sachsen-Anhalt, Berlin, Brandenburg, Sachsen, Hessen, Niedersachsen und Baden-Württemberg. In insgesamt 19 verschiedenen Apotheken war ich tätig, wobei die meisten Einsätze in Brandenburg erfolgten.

Auch wenn alle öffentlichen Apotheken nach dem gleichen „Strickmuster" aufgebaut sind, habe ich doch sehr heterogene Verhältnisse vor Ort vorgefunden. Eine Apotheke erfüllte gleichzeitig eine Großhandelsfunktion (was wirklich ganz selten vorkommt) und eine Apotheke war mit einem Kommissionierautomaten ausgestattet.

Auch sehr unterschiedlichen Betriebsklimata bin ich begegnet. In einer Osnabrücker Apotheke war es Usus, dass die Mitarbeiterinnen vom Chef regelmäßig persönlich beleidigt wurden. Die Apotheke gibt es noch, den Chef dort nicht mehr. In zwei Apotheken wurde ich vom Team gemobbt, aber so derb wie in Bestensee war es nicht und außerdem war mein Einsatz dort ja auch zeitlich begrenzt, da hält man so was aus.

In einigen wenigen Fällen gab es sogar ein über die vereinbarte Lohnzahlung gehendes Dankeschön vonseiten der Leitung und manchmal auch aus dem Team. Aber die Regel war das nicht.

Insbesondere drei Apotheken stechen besonders positiv hervor: die Delphin-Apotheke Lübben (in der ich mich wirklich besonders gut auskannte, wie schon Herr B. bemerkte), die Linden-Apotheke Schlieben und die Neiße-Apotheke Guben. In diesen Apotheken hat es mir ausnehmend gut gefallen. Hier konnte ich auch meine beruflichen Erfahrungen, insbesondere aus der Zeit der Selbstständigkeit, nutzbringend anwenden. Meine Einsätze in diesen drei Apotheken habe ich in besonders guter Erinnerung behalten.

Übrigens: In der Delphin-Apotheke Lübben begegnete ich vielen meiner ehemaligen Kunden aus der Adler-Apotheke Golßen wieder; manchen davon hatte ich als recht schwierigen Kunden in Erinnerung. Es war wohl doch nicht so großartig mit der schicken neuen Apotheke in Golßen?

Im Zuge meiner Vertretungen in der Delphin-Apotheke ergab sich für den Zeitraum vom 01.04.2018 bis 31.03.2020 ein zweijähriger Beratungsvertrag, der insbesondere die Weiterentwicklung des QMS zum Gegenstand hatte, im Grunde ging es aber mehr um die Einordnung der seit dem 25.05.2018 anzuwendenden EU-DSGVO, der Datenschutz-Grundverordnung. Diese Verordnung ist ein EU-typisches Monstrum, was für mich den Datenschutz nicht sympathischer macht. Ich frage mich immer, wo der Datenschutz bleibt, wenn ich unaufgefordert E-Mails von Institutionen bekomme, mit denen ich noch nie Kontakt hatte. Der Datenmarkt ist wohl der lukrativste aller Märkte.

Und in der Gubener Apotheke bin ich dem Erfinder der Plastination, dem Anatomen Dr. med. Gunther von Hagens (geboren 1945), nicht nur begegnet. Nein, ich habe ihn sogar als Kunden bedient. Und wir haben uns gut verstanden.

Meinen letzten Einsatz hatte ich in einer Apotheke in Elsterwerda. Dieser endete vorzeitig am 16.09.2020, da das Apothekenrechenzentrum der Apotheke in Konkurs ging und die Chefin ihren Urlaub abbrechen musste, um sich mit den damit verbundenen Unannehmlichkeiten für ihre Apotheke zu befassen. Es waren umfangreiche Gespräche mit den Banken, Großhändlern und dem Steuerberater zu führen, denn notwendige Gelder blieben von einem Tag auf den anderen aus, mit denen man anstehende Rechnungen und die Mitarbeiterinnen zu bezahlen hatte. Eine existenzbedrohende Situation für die Apotheke, die es für die Bevölkerung und als Arbeitgeber zu retten galt.

Die Antwort der Bundesregierung lautete, dass die Apotheken selbst schuld seien an der entstandenen betriebswirtschaftlichen Situation, weil kein Gesetz sie dazu zwinge, die Rezeptabrechnung über Rechenzentren abzuwickeln.

Bundespolitische Unterstützung durften die Apotheken also nicht erwarten. Schließlich sind sie nicht Bestandteil der Automobilindustrie, und im Profifußball kommen sie auch nicht vor, um nur zwei „systemrelevante“ Wirtschaftszweige zu nennen. Es ist die Systemrelevanz, welche den Apotheken durch die Bundespolitik abgesprochen wird. Der einzelne „Normalbürger“, der seine Apotheke benötigt, mag sich darauf seinen eigenen Reim machen.

Damit endete am 16.09.2020 nach 47 Jahren und zwei Wochen meine pharmazeutische Laufbahn.

An diesem Punkt, liebe Leser, endet meine Autobiografie, unsere gemeinsame Reise durch mein Leben.

Nun folgt ein richtig schwerer Brocken: die Physik. Zugegebenermaßen als Schulfach für viele nur unerträglich (auch ich mochte dieses Schulfach viele Jahre nicht). Aber was jetzt kommt, ist die gleichlautende Wissenschaft und das ist noch einmal eine ganz andere Hausnummer.

Teil 3: Meine Beschäftigung mit der Theoretischen Physik

„Begegnungen mit Physikern" ist der Titel der Autobiografie des russisch-sowjetischen Experimentalphysikers und Röntgen-Schülers Abraham Fjodorowitsch Joffe (1880-1960). Dieses kleine Büchlein begleitet mich seit den 70er-Jahren auf allen meinen Wegen und Lebensstationen. Wieder und wieder habe ich es gern zur Hand genommen und lese auch heute noch gern darin.

Auch in meiner aktiven Beschäftigung mit der Physik, die ganz überwiegend theoretisch orientiert ist und ebenfalls seit Mitte der 70er-Jahre andauert, bin ich Physikern begegnet; vor allem in der Literatur aber manchmal auch „live und in Farbe".

Mein Interesse an der Physik geht bis in die frühe Kindheit zurück. Alles begann damit, dass ich meinen Vater noch vor meiner Schulzeit fragte, wie es sein kann, dass Leute im Fernseher auftreten, aber dann nicht da sind, wenn man den Fernseher hinten öffnet. Mein Vater schleppte ein Physikbuch aus seiner Schulzeit an und erklärte mir etwas über elektromagnetische Wellen, die zum Fernseher übertragen werden. Damit war Heinrich Hertz (1857-1894), der Entdecker der elektromagnetischen Wellen, der erste Physiker, mit dem ich durch meinen Vater bekannt wurde.

Ende der 60er-Jahre schenkte mir meine Mutter zu Ostern ein kleines Büchlein mit dem Titel „Das gläserne Rätsel“. Dieses erschien in der Reihe der „kleinen Trompeterbücher“, einer in der DDR sehr beliebten Kinderbuchreihe, und beschreibt die aufregenden Novembertage des Jahres 1895, in denen Wilhelm Conrad Röntgen (1845-1923) die nach ihm benannten Strahlen entdeckte, was ihm bekanntlich 1901 den ersten Nobelpreis für Physik einbrachte. Dieses Büchlein besitze ich noch heute.

Aber weder Hertz noch Röntgen wurden bedeutungsvoll für mein physikalisches Denken; nein, erst der dritte Physiker, welchem ich „begegnete“ schlug bei mir ein und zog mich bis heute in seinen Bann: Albert Einstein.

Während meiner Schulzeit hatte ich es mir zu Angewohnheit gemacht, die Ende August in der Schule abgeholten neuen Schulbücher durchzusehen, um zu erfahren, was mich im neuen Schuljahr erwarten würde. So verfuhr ich auch mit dem Physikbuch der 6. Klasse. Ich blätterte es durch und blieb beim Kapitel über das Atom hängen. Dieses Kapitel habe ich noch vor Beginn des Schuljahres gründlich durchgearbeitet und konnte es kaum erwarten, dass die Sache in der Schule drankam. Mein lebenslanges Interesse an der Atomphysik war geweckt.

An physikalischer Literatur stützte ich mich späterhin insbesondere auf den Zweibänder

„Grundlagen der Theoretischen Physik“ von Ernst Schmutzer (1930-2022) und das legendäre zehnbändige „Lehrbuch der Theoretischen Physik“ von Lew Dawidowitsch Landau (1908-1968) und Jewgeni Michailowitsch Lifschiz (1915-1985). Auch wenn das letztere Buch für mich als Autodidakt eine sehr schwer verdauliche Kost gewesen ist, war ich doch ein großer Bewunderer des Stils, in welchem Physik darin dargestellt wurde. Es war für mich jedes Mal eine fesselnde Lektüre.

Jedenfalls war meine Marschrichtung in der Physik alsbald festgelegt. Sie umfasste:

1. Leben und Werk von Albert Einstein (insbesondere seine Arbeiten zur Einheitlichen Feldtheorie von Gravitation und Elektromagnetismus)
2. Quantenphysik (insbesondere die Physik des Atomkerns und der Elementarteilchen).

Darüber wird nun also zu berichten sein. Zu meinem eigenen Selbstverständnis habe ich im Zeitraum von 1976 bis 2004 zwanzig kleine Abhandlungen geschrieben, die ich allerdings, bis auf eine, nie jemandem gezeigt habe. Die darin erarbeiteten Erkenntnisse dienten mir aber stets als Grundlage, wenn ich Kontakt zu den Physikern aufgenommen habe. Einige dieser kleinen Abhandlungen sollen mir auch in diesem Teil meiner Biografie als Wegmarken dienen.

Beginnen wir also mit meiner Beschäftigung mit dem Leben und Werk von Albert Einstein, wobei der Schwerpunkt auf den letzten 30 Jahren seines Lebens lag. Es waren die Jahre, in denen er um die Schaffung einer Einheitlichen Feldtheorie der Gravitation und des elektromagnetischen Feldes rang. Dass er hierbei zunehmend in die wissenschaftliche Isolation gelangte, war die Tragödie seines Lebens.

Im Jahre 1915 formulierte er die Allgemeine Relativitätstheorie (ART), welche die Raum-Zeit-Geometrie eines hinreichend starken Gravitationsfeldes beschreibt. Für schwache Gravitationsfelder ist die Newtonsche Gravitationstheorie, die wir aus der Schule kennen, als Sonderfall in der ART enthalten.

Das Gravitationsfeld und das elektromagnetische Feld sind die beiden makrophysikalischen Felder mit unendlicher Ausdehnung.

Also war die nachvollziehbare Idee Einsteins, die von James Clerk Maxwell (1831-1886) in den 60er-Jahren des 19. Jahrhunderts geschaffene Theorie des elektromagnetischen Feldes zu geometrisieren, um sie anschließend mit der ART zu vereinen. Leider hat er dieses Ziel nicht erreicht, und so ist es bis heute eines der großen ungelösten Rätsel der Physik.

Tragischerweise hat er die Bedeutung der Quantentheorie für die Schaffung einer Einheitlichen

Feldtheorie völlig falsch eingeschätzt. Seine kritische Haltung gegenüber der Quantentheorie machte er vor allem an deren wahrscheinlichkeitstheoretischen Hintergrund fest, wie er von Max Born (1882-1970) deklariert wurde. Bekannt ist sein Ausspruch „Gott würfelt nicht!“.

Mit Sicherheit konnte Einstein den mathematischen Apparat der Quantentheorie überblicken, aber seine weltanschauliche Prägung hinderte ihn, diese Theorie als grundlegend in der Physik zu akzeptieren. Wo stünden wir heute in der Physik, wenn Einstein in dieser Frage eine positivere Haltung bezogen hätte? Er hätte der Physik unendlich viel mit auf den Weg geben können. Hier hat die Physik viel an Einstein verloren!

Sehr gründlich mit dem Verhältnis Einsteins zur Quantenphysik habe ich mich in meiner Abhandlung zum Thema „Die Stellung Einsteins zur Quantenmechanik unter dem Aspekt der Schaffung einer einheitlichen physikalischen Feldtheorie“ aus dem Jahre 1980 auseinandergesetzt.

Diese beginne ich mit den Worten:

„Albert Einstein akzeptierte die Quantenmechanik als ein vollwertiges physikalisches Gebiet in dem Sinne, dass man *heute* dieses Gebietes bedarf, d.h. im Sinne eines Zwischenzustandes der Physik, der im Prozess der Schaffung einer einheitlichen Feldtheorie überwunden werde.“

Und an anderer Stelle heißt es:

„Dabei trat Einstein ausdrücklich gegen eine Quantisierung des Gravitationsfeldes auf, denn sie führe zu einer Physik außerhalb von Raum und Zeit, da sie den von der ART beschriebenen Zusammenhang zwischen Raum-Zeit-Kontinuum und Materie zerstört."

Hier betrieb Einstein eine glatte Überbewertung der von ihm geschaffenen ART, wodurch die Quantenphysik unter den Tisch fiel.

Meiner Meinung nach wird genau umgekehrt ein Schuh draus, wie der Volksmund sagt.

Die Quantentheorie wird durch eine Einheitliche Feldtheorie nicht überwunden und sie bildet sich auch nicht als Nebenprodukt einer einheitlichen Physik, nein, sie ist vielmehr eine wesentliche Grundlage bei der angestrebten Vereinheitlichung allen physikalischen Geschehens.

Quantenfeldtheorien identifizieren die Strukturen, welche die durch die jeweilige Feldtheorie beschriebene Wechselwirkung übertragen. Diese Theorien haben sich zu Lebzeiten von Einstein erst begonnen, herauszukristallisieren und von einer Akzeptanz innerhalb der Physikergemeinschaft konnte noch lange nicht die Rede sein. Auch Einsteins Begeisterung hätte sich mit Sicherheit sehr in Grenzen gehalten. Er hätte sich in unendlich viele Debatten mit seinen Fachkollegen vertieft; ähnlich den legendären Debatten, die er sich mit Niels Bohr geliefert hat.

Wie bereits gesagt, nur einer von meinen 20 Aufsätzen, die ich zu Einstein und zur Physik verfasst habe, erblickte das Licht der Öffentlichkeit. Es handelt sich um eine Jahresarbeit, die ich im Jahre 1980 im Unterrichtsfach „Marxismus-Leninismus" während meines Studiums geschrieben hatte. Ihr Titel lautete „Der Gegensatz von Religion und Wissenschaft".

Im 3. Kapitel dieser Abhandlung gehe ich ein auf die spinozistischen Auffassungen Einsteins über das Verhältnis von Religion und Wissenschaft. Der holländische Linsenschleifer und Hobbyphilosoph Baruch de Spinoza (1632-1677) war der philosophische Leitstern Einsteins. Zwar hat sich Einstein auch mit anderen Philosophen ernsthaft und tiefgründig auseinandergesetzt, z.B. mit Immanuel Kant (1724-1804), aber niemand sollte auch nur annähernd so bedeutsam für Einstein werden, wie eben Spinoza.

Durch Spinoza inspiriert suchte Einstein mit den Mitteln der Theoretischen Physik nach der inneren Weltharmonie, die er in der Erstellung einer vereinheitlichten Theorie von Gravitation und Elektromagnetismus zu erfassen suchte. Das Ergebnis ist bekannt.

In einer Arbeit aus dem Jahre 1982 mit dem Titel „Allgemeine Relativitätstheorie (ART) und Quantenfeldtheorie" untersuchte ich die Frage, ob sich die ART überhaupt für die Aufstellung einer Quantentheorie des Gravitationsfeldes eignet.

Dabei arbeitete ich heraus, dass die ART eine sogenannte halbklassische Theorie ist; sie hängt also zwischen „Baum und Borke“. Auf der einen Seite enthält sie Elemente einer klassischen Theorie, auf der anderen Seite kann aber aus den Einstein'schen Feldgleichungen auf die Existenz von Gravitationsquanten, den Gravitonen, geschlossen werden.

Ich komme in dieser Arbeit zu dem Ergebnis, dass sich die ART in der von Einstein hinterlassenen Form für die Ausarbeitung einer Theorie der Quantengravitation nicht eignet, und schlage zwei Wege vor, wie man das Gravitationsfeld quantisieren könnte:

1. Umwandlung der Einstein‘schen Gravitationsgleichungen derart, dass sie nicht mehr die Existenz der Gravitonen implizieren und Quantisierung des so beschriebenen Gravitationsfeldes
2. Aufbau von Gravitationstheorien, die von vornherein nicht von den Einstein'schen Gleichungen ausgehen und Quantisierung des so beschriebenen Gravitationsfeldes.

Im Jahre 1984 begann ich ein bis heute nicht abgeschlossenes Projekt mit dem Arbeitstitel „Zur Herausbildung und Entwicklung der Einheitlichen

Feldtheorie von Gravitation und Elektromagnetismus in ausgewählten Akademievorträgen Albert Einsteins während seiner Berliner Schaffensperiode (1914-1932)".

Vierzehn Vorträge hatte ich mir damals für dieses Projekt ausgewählt. Außer einer groben inhaltlichen Skizze dieser Vorträge habe ich bis heute nichts weiter zustande gebracht. Ich bin selbst gespannt, ob ich den Abschluss dieser Mammutaufgabe noch erleben werde.

Ausgerüstet mit einer Methodik, die ich während der Diplomphase meines Studiums erlernte und in meiner Diplomarbeit angewendet hatte, widmete ich mich im Jahre 1985 der Bibliografie Einsteins mit dem Ziel, sein wissenschaftliches Leben zu chronifizieren. Ich widmete meine Arbeit „Zur Bibliografie von Albert Einstein – eine statistische Studie seiner wissenschaftlichen Publikationstätigkeit" seinem 30. Todestag am 18.04.1985.

Es galt, 371 Arbeiten (davon 91 Bücher), die Einstein von 1901 bis 1955 veröffentlicht hatte, inhaltlich zu bewerten und 16 Rubriken zuzuordnen. Im Jahresdurchschnitt veröffentlichte Einstein 6,7 Publikationen; 57 der wissenschaftlichen Arbeiten (15,4%) erschienen mit Co-Autoren.

Der niedrige Anteil der dann auch noch oft wechselnden Co-Autoren mag darin begründet sein, dass es Einstein nicht gelang, eine wissenschaftliche

Schule zu begründen, obwohl sich so viele Physiker auf ihn berufen. Aber der weitaus größte Teil von denen hat nie eine Vorlesung bei ihm gehört oder wurde bei ihm promoviert bzw. habilitiert, sondern kennt ihn nur durch die Lehrbuchliteratur. Im mittelbaren Sinne sind das alles Einstein-Schüler, aber nicht im unmittelbaren.

Im Ergebnis meiner Untersuchungen konnte ich Einsteins wissenschaftliches Leben in drei Perioden einteilen und damit die von B.G. Kuznecov in seiner Einstein-Biografie („Einstein / Leben – Tod – Unsterblichkeit", 1. Auflage, Berlin 1977) gemachten Aussagen vollständig bestätigen.

Folgende Perioden gibt Kuznecov an: 1. Periode bis 1905, 2. Periode bis 1915/17 und 3. Periode bis 1955.

Seit 1905 setzte bei Einstein eine rege Publikationstätigkeit ein, die 1914 und 1923 Maxima von je 18 Arbeiten erreichte. Nur einmal (1928) kam er unter den Jahresdurchschnitt von 6,7 Publikationen, wofür die in diesem Jahr bestandene Herzerkrankung verantwortlich gewesen sein mag. In der Tat war Einstein im Jahre 1928 lebensgefährlich erkrankt und seine Familie bangte um sein Leben. In den 30er-Jahren nahmen die Publikationen ab, auch während der Emigrationsjahre in den USA erreichte er nie wieder Berliner Verhältnisse.

Auffallend ist eine Verlagerung in der Themenwahl im Laufe der Publikationstätigkeit. Zu Beginn seiner wissenschaftlichen Laufbahn stand die Thermodynamik, später die Relativitätstheorie im Vordergrund seiner Themenwahl. Ab 1918 traten Arbeiten zur Einheitlichen Feldtheorie auf den Plan. In seinen letzten Lebensjahren kommt es zur Verlagerung in Richtung philosophischer Betrachtungen der Physik, wobei er glanzvoll, aber nicht immer fehlerfrei, Erfahrungen seines langen Forscherlebens verwertet.

Nun zum zweiten großen Komplex meiner Beschäftigung mit der Theoretischen Physik, der Physik des Atomkerns und der Elementarteilchen.

Im Jahre 1979 schrieb ich eine Abhandlung mit dem Thema „Aufbau des Atomkerns und der Kernkräfte". Diese basierte auf einem Vortrag, den ich im Physikunterricht der 12. Klasse gehalten hatte. Der Vortrag war nach dem von Hegel begründeten Prinzip der Dialektik von Logischem und Historischem aufgebaut, was mich befähigte, die kernphysikalischen Aussagen mit der Geschichte der Kernphysik zu verknüpfen. Von diesem Vorgehen waren sowohl mein Physiklehrer als auch meine Mitschüler sehr angetan. Bis zur Mesonentheorie des japanischen Physikers Hideki Yukawa (1907-1981) war ich in meinem Vortrag vorgedrungen.

Mesonen sind die Austauschteilchen bei Proton-Neutron-Wechselwirkungen. Sie vermitteln also die sogenannte starke Wechselwirkung, die den

Atomkern zusammenhält und dadurch dafür sorgt, dass alles Seiende tatsächlich existiert.

Nach meinem Vortrag kam eine Mitschülerin, die mit der Physik auf Kriegsfuß stand und das Abitur in diesem Fach nur mit einer „4" ablegte, zu mir und bedanke sich für diesen interessanten Vortrag: Sie hätte das erste Mal in ihrem Leben das Gefühl gehabt, dass man Physik auch verstehen könne. Nie wieder habe ich ein so schönes Lob erhalten und ich habe es deshalb bis heute in meiner Erinnerung bewahrt.

Für meinen Physiklehrer war endgültig klar geworden, dass man mich nur noch mit einer „1" im Physik-Abitur auf die Menschheit loslassen konnte. Dazu war dann aber eine mündliche Prüfung notwendig, die bei mir das pseudoklassische Atommodell von Niels Bohr (1885-1962) aus dem Jahre 1913 beinhaltete, was ich für das „kleinere Übel" hielt.

Während meines Studiums in Greifswald verfasste ich im Jahre 1984 eine Arbeit mit dem Titel „Über das Neutron und ein neues Kernmodell". Diese Arbeit diskutierte ich auch mit einem Kommilitonen aus der EPT-Seminargruppe, mit dem ich mich sehr oft und gern über Theoretische Physik austauschte; ähnlich dem Kameraden, den ich bei der Armee in Bernau für solche Gespräche gewonnen hatte. Dieser Kommilitone fand das alles genial und riet mir, diese Arbeit den Physikern vorzulegen.

Ich war dazu viel zu schüchtern; der Leser erfährt hier erstmals davon.

Wir lernen alle, dass das Neutron elektrisch neutral geladen ist. Zusammen mit dem positiv geladenen Proton im Atomkern und dem negativ geladenen Elektron in der Atomhülle entsteht das elektrisch neutral geladene Atom, wenn nicht gerade ein Ion vorliegt, da die Beziehung „Neutronenzahl = Protonenzahl = Elektronenzahl" gilt. Eine unterschiedliche Anzahl von Protonen und Neutronen macht das Ganze zu einem Isotop. So weit, so gut.

Ich hatte nun Anfang der 80er-Jahre die Idee herausgearbeitet, dass das Neutron in Abhängigkeit von seinem Abstand vom Kernmittelpunkt partiell positiv bzw. partiell negativ geladen ist: positiv, wenn es dicht am Kernmittelpunkt liegt, und negativ, wenn es sich weiter vom Kernmittelpunkt entfernt befindet. Die neutrale Ladung, die wir alle in der Schule lernen, sollte die Resultierende aus den partiellen Ladungen sein.

Es gibt im Atomkern also eine Zone, in der das Neutron partiell positiv geladen ist, und eine Zone, in der es eine partiell negative Ladung annimmt. Daher erhielt mein Kernmodell den Namen „Zonenmodell".

Mir war es sogar gelungen, die Quarkstruktur des Neutrons in all diesen Ladungszuständen zu formulieren. Auch die Umwandlung der Quarkstrukturen beim Wechsel der Ladungszustände konnte ich erklären. Es funktionierte alles so wunderbar, dass ich überzeugt war (und bis heute bin), dass die Natur wirklich alles so macht, wie ich es beschrieben hatte.

Selbst die sogenannte schwache Wechselwirkung, also den Beta-Zerfall des Neutrons zu einem Proton, Elektron und Anti-Neutrino konnte ich in Anlehnung an Heisenberg als die „Geburt des Elektrons“ deuten; nach seiner Geburt würde das Elektron dann in die Atomhülle hinauskatapultiert werden.

„Quarks“ werden die Strukturelemente von Protonen, Neutronen und Mesonen genannt. Sie wurden in der ersten Hälfte der 60er-Jahre von Murray Gell-Mann (1929-2019) und George Zweig (geboren 1937) postuliert. Ihre charakteristische Eigenschaft ist eine gebrochenzahlige Ladung, weshalb sie nie isoliert auftreten können. Sie wurden 1968 entdeckt, aber schön miteinander verbunden und nicht einzeln auftretend.

In einer weiteren Arbeit aus dem Jahre 1990 mit dem Titel „Solare Neutrinos und Gravitonen“ widmete ich mich dem Verhältnis dieser beiden Teilchensorten. Ausgangspunkt war für mich die Frage von Niels Bohr, worin das Verhältnis dieser beiden Teilchen besteht. Ich habe mir damals gesagt: Wenn Bohr schon nach dem Verhältnis von Neutrinos und

Gravitonen fragt, kann es nicht verboten sein, beide Teilchen für identisch zu halten.

Die Gravitonen übertragen als Quanten des Gravitationsfeldes die gravitative Wirkung von einer Körpermasse auf eine andere. Seit vielen Jahren steht fest, dass die anfangs masselos angenommenen Neutrinos doch eine, wenn auch sehr geringe, Masse besitzen.

Wenn ich jetzt die Neutrinos mit den Gravitonen gleichsetze, macht es „Peng!“, und es ist vorbei mit der Fundamentalität des Gravitationsfeldes, wie sie in der gesamten Physik von Newton bis Einstein behauptet wird, d.h., eine ganze Physikepoche wird in ihren Grundlagen nachhaltig erschüttert, um das mal noch ganz freundlich zu umschreiben.

Das Gravitationsfeld erscheint so als makrophysikalische Komponente eines fundamentalen Neutrinofeldes; die mikrophysikalische Komponente würde durch das Auftreten der Neutrinos beim Beta-Zerfall bestimmt. Da bekommt man fast Schnappatmung.

Und es kommt noch schlimmer: Wenn die Neutrinos eine Masse haben, könnten sie vielleicht in der Lage sein, in ihrer Gesamtheit den physikalischen Raum zu krümmen. Raumkrümmung als geometrische Eigenschaft offenbart sich nach der ART als die physikalische Eigenschaft „Gravitation“; daher ist die ART eine geometrische Gravitationstheorie.

Ein weiteres Argument, dass da was dran sein könnte an den Neutrinos und den Gravitonen.

Bei einer wissenschaftlichen Tagung der „Gesellschaft Deutscher Naturforscher und Ärzte“ im Jahre 2002 in Halle habe ich einen Münchener Astrophysiker gefragt, ob die Raumkrümmung durch die Neutrinos möglich sei. Er hat diese Frage verneint; andernfalls hätte der natürlich die „heilige Kuh“ von der „Fundamentalität des Gravitationsfeldes“ schlachten müssen. Überzeugt hat er mich nicht. Ich halte es nach wie vor für denkmöglich, dass die Neutrinos lokal, d.h., wenn sie alle auf einem Haufen sind, den Raum krümmen und damit Gravitation hervorrufen können. Natürlich momentan noch weitab von dem, was wir mit unseren Messgeräten erfassen können.

Ich würde was drum geben, noch zu erfahren, ob die Neutrinos mir diesen Gefallen tun. Warten wir es ab!

Zugegebenermaßen, lieber Leser, waren wir mit den Neutrinos und der Gravitation eben reichlich spekulativ unterwegs. Vielleicht ist auch alles ganz anders, noch viel verrückter, als hier beschrieben. In der Theoretischen Physik ist nicht alles erlaubt, aber vieles denkmöglich. Erst das Experiment aber entscheidet, was von all dem wirklich grober Unfug ist und es nicht verdient hat, als gesicherte Erkenntnis in das Gebäude der Physik aufgenommen zu werden.

So möchte ich den 3. Teil meiner Autobiografie mit einer „Denksportaufgabe“ für die Leserschaft beenden.

Es gibt Teilchen, die eine Masse besitzen (z.B. die uns bekannten Protonen, Neutronen, Elektronen, Mesonen, Neutrinos) und solche, die masselos sind. Keine Masse haben z.B. die Lichtteilchen (Photonen), was durchaus Sinn macht. Das Wesen des Higgs-Mechanismus besteht nun darin, dass die Elementarteilchen durch ihre Wechselwirkung mit dem Higgs-Teilchen, welches 1964 vorhergesagt und erst 2012 entdeckt wurde, ihre Masse erhalten, d.h., alle Teilchen erscheinen zunächst masselos. Nennen wir also das „neugeborene“ masselose Teilchen Ur-Teilchen. Und jetzt die Frage: Welche Eigenschaften müssen solche Ur-Teilchen besitzen, damit sie durch den Higgs-Mechanismus ihre Masse erhalten?

Selbst nach vielen Jahren des Grübelns weiß ich darauf keine Antwort und ich möchte nicht schon wieder herumspekulieren.

Viel Spaß beim Nachdenken. Vielleicht wartet hier sogar ein Nobelpreis auf seinen Empfänger.

Schlussbemerkungen

Am Ende meiner Autobiografie ist es Zeit, zu fragen, was der Inhalt meines bisherigen Lebens, was der Sinn war? Welche Themen beherrschten mein Leben?

Was meine Interessengebiete angeht, so liegen die Dinge klar auf der Hand. Hier ziehen sich die roten Linien durch alle Kapitel, um im 3. Teil in Gestalt der Physik ihren Höhepunkt zu finden.

Und beruflich?

Wegen der sehr zeitigen frühkindlichen Prägung durch meinen Vater, aber auch eigener Erkrankungen, verlief mein Leben immer in Bezug zum Gesundheitswesen. Sehr zeitig entwickelte ich Eigenschaften wie Empathie, die für das Gesundheitswesen elementar sind. Nicht-empathische Menschen sind im Gesundheitswesen nur als Patienten willkommen, ansonsten aber unerwünscht.

Mit der Medizin sollte es in meinem Leben nie richtig funktionieren, also musste die Pharmazie als die zweite Säule des Gesundheitswesens herhalten. Ich war immer davon besessen, Helfer und Diener meiner Mitmenschen zu sein. In meiner pharmazeutischen Laufbahn von 1973 bis 2020 konnte ich diesen Pathos im Rahmen der jeweiligen gesellschaftlichen Rahmenbedingungen ausleben.

Ich war in zwei sich diametral gegenüberstehenden Gesellschaftssystem tätig und kenne von beiden die Vor- und Nachtteile, bezogen auf das Apothekenwesen. In meiner Autobiografie habe ich versucht, darzustellen, wie sich das in all den Jahren angefühlt hat. Dabei habe ich bewusst die Apothekensysteme der DDR und der BRD nebeneinandergestellt, obwohl ich sie zeitlich hintereinander erlebte.

Im Mittelpunkt des Berufslebens stand meine Tätigkeit in der nicht mehr existenten Adler-Apotheke Golßen. Auch im zeitlichen Rahmen ist das mit 23 Jahren der längste Lebensabschnitt gewesen.

Mir war es gelungen, diese Apotheke über den Umbruch in Ostdeutschland hinweg zu retten und noch viele Jahre der Bevölkerung als zuverlässige Versorgungseinrichtung zu erhalten, bis die Apotheke aus politisch-ideologischen Gründen nicht mehr gefragt war. Ich habe für diesen Einsatz einen hohen, auch gesundheitlichen, Preis bezahlen müssen. Wenn man das vielleicht ein persönliches Verdienst nennt, so mag man das tun. Ich übe mich hierbei in Stimmenthaltung.

Lohnt es sich noch heute, Apotheker zu werden?

Unbedingt! Nicht weil dieser Beruf von der großen Politik inzwischen als Mangelberuf mit einem sehr hohen Bedarf eingeschätzt wird, sondern weil es ein sehr schöner und befriedigender Beruf ist; jedenfalls aus seinem historischen Verständnis heraus.

Kein Gemälde charakterisiert den Apotheker als Persönlichkeit so charmant wie „Der Alchimist“ von dem Apotheker Carl Spitzweg (1808-1885). Dargestellt ist ein älterer buckliger Herr mit Brille und schütterem Haar, der etwas vertrottelt in ein Gefäß schaut und das Ergebnis der darin ablaufenden chemischen Reaktion mit Spannung und voller Sehnsucht erwartet, grad so, als wolle ihm die Sache alsbald um die Ohren fliegen. Einmalig!

Oder nehmen wir den Chemie- und Deutschlehrer aus dem legendären Rühmann-Film „Die Feuerzangenbowle“ (1944), dargestellt durch den Apotheker Erich Ponto (1884-1957). In diese Rolle steckte Ponto seine ganze Persönlichkeit als ausgebildeter Pharmazeut hinein. Das konnte nur ein Apotheker so zum Ausdruck bringen.

Natürlich kommt der Apothekerberuf heute nicht so romantisch-verklärt daher, wie es uns Spitzweg oder der Apotheker-Schauspieler Ponto vermittelten. Er ist eingebettet in eine harte gesundheitspolitische Realität, bietet aber auch Raum zum Träumen und auch zum Schmunzeln.

Die Ausbildung zum Apotheker ist hart und ohne ein ausgeprägtes mathematisch-naturwissenschaftliches Verständnis auch nicht zu schaffen. Aber sie hat sich in den letzten Jahren gewandelt, in Richtung der Wissenschaft vom Menschen, der Medizin. Das war auch dringend notwendig, sind es doch Menschen, um die sich Apotheker und Ärzte gemeinsam zu kümmern haben, und nicht Reagenzgläser.

Und es macht Spaß, gemeinsam mit dem Arzt an der Gesunderhaltung der Mitmenschen mitzuwirken. Die Gesundheit der Menschen vermittelt beiden Heilberufen ein unvergleichliches Glücksgefühl. Niemand kann einem das nehmen.